Pasteur et Thuillier / Pasteur and Thuillier

CORRESPONDANCE DE

Pasteur et Thuillier

CONCERNANT LES VACCINATIONS

CONTRE LE CHARBON

ET LE ROUGET DU PORC

TRADUCTION ET ÉDITION

PAR ROBERT M. FRANK

ET DENISE WROTNOWSKA

AVEC UNE PRÉFACE DU PROFESSEUR

PASTEUR VALLERY-RADOT

DE L'ACADÉMIE FRANÇAISE

LES PRESSES DE L'UNIVERSITÉ D'ALABAMA

UNIVERSITY, ALABAMA, ÉTATS UNIS

CORRESPONDENCE OF

Pasteur and Thuillier

CONCERNING

ANTHRAX AND SWINE FEVER

VACCINATIONS

TRANSLATED AND EDITED

BY ROBERT M. FRANK

& DENISE WROTNOWSKA

WITH A PREFACE BY PROFESSOR

PASTEUR VALLERY-RADOT

OF THE FRENCH ACADEMY

UNIVERSITY OF ALABAMA PRESS

UNIVERSITY, ALABAMA

Table des Matières / Contents

Table des Matières

* MP = Musée Pasteur, UA = Université d'Alabama, CFM = Collection de la famille Maucuer.

Table of Contents

*MP = Pasteur Museum, UA = University of Alabama, CFM = Collection of the Maucuer family.

Illustrations

Illustrations

Avant-propos et Préface / Foreword and Preface

Avant-propos

En 1955, l'éminent médecin américain, Lawrence Reynolds, légua à l'Université d'Alabama son imposante collection personnelle de livres, journaux, documents et objets relatifs à l'histoire de la Médecine. Parmi cette collection se trouvait une série de lettres de Louis Pasteur à son jeune disciple Louis Thuillier. Cette correspondance est répertoriée sous le N° 5078 dans la bibliographie de la collection Reynolds.

Lorsque l'originalité de ces lettres fut établie, l'Université décida de les publier. Un excellent ami, le Professeur Robert Frank de l'Université de Strasbourg, fut chargé de préparer une édition française et anglaise de cette correspondance. Le Professeur Pasteur Vallery-Radot, Membre de l'Académie Française, Membre de l'Académie de Médecine et petit-fils du grand Pasteur, a bien voulu accepter d'en écrire l'introduction. Grâce à l'aide inestimable du Musée de l'Institut Pasteur de Paris et de son conservateur, Mademoiselle Denise Wrotnowska, il a été possible de grouper dans ce volume non seulement les lettres de Pasteur, mais également les lettres inédites de Thuillier ainsi que certains documents s'y rapportant.

Cette correspondance illustre la forte personnalité de Thuillier et de certains amis de Pasteur, en particulier celle de Maucuer, vétérinaire à Bollène dans le Vaucluse. Un commentaire original de Mademoiselle Wrotnowska facilite grandement la lecture de cette correspondance entre le maître et son disciple. Le texte en est bilingue afin de le rendre plus accessible aux nombreux admirateurs de Pasteur qu'ils soient de langue française ou de langue anglaise.

La collaboration active et amicale de l'Institut Pasteur et de l'Université d'Alabama a rendu la préparation de cette publication extrêmement passionnante pour tous ceux qui ont participé à sa réalisation. Notre gratitude toute particulière est acquise aux personnalités françaises qui ont permis la publication de lettres inédites du Musée Pasteur ainsi qu'aux administrateurs de l'Université d'Alabama qui ont autorisé la publication des documents

Foreword

In 1955, the distinguished American physician Lawrence Reynolds gave to the University of Alabama his personal collection of books, journals, and other materials having to do with the history of medicine. Included in this very substantial gift was a series of letters written by Louis Pasteur to his young disciple Louis Thuillier. These are now registered as "No. 5078" in the Reynolds Bibliography.

When it was established that the letters had never been published, the university decided to make them available to the public. My good friend Professor Robert Frank, of the University of Strasbourg, agreed to prepare a French–English edition of the correspondence. Professor Louis Pasteur Vallery-Radot—a member of the Académie Française and of the Academy of Medicine, and the grandson of the great Pasteur—graciously consented to write an introduction to the book. Through the invaluable cooperation of the Pasteur Institute in Paris, and the curator of its Museum, Miss Denise Wrotnowska, it has been possible to include not only the Pasteur letters in the Reynolds collection but also a number of previously unpublished letters from Thuillier to Pasteur and other relevant documents.

The correspondence brings into sharp focus the strong personality of Thuillier and other friends of Pasteur, particularly Maucuer, the veterinarian in Bollène (Department of Vaucluse). The original commentary by Miss Wrotnowska should greatly enhance the reader's appreciation of the correspondence between the master and his disciple. The volume is bilingual to assure its being readily accessible to Pasteur's many admirers in both the French and English speaking worlds.

The active and friendly collaboration of the Pasteur Institute and the University of Alabama has made the preparation of this publication a rewarding experience to all who have participated in the endeavor. Particular gratitude is due the French officials who made available unpublished letters held by the Pasteur Museum, and to the trustees and administration of the University of

de la bibliothèque Reynolds. Nous remercions tout particulièrement le Professeur Pasteur Vallery-Radot, le Docteur Pierre Mercier, Directeur de l'Institut Pasteur, ainsi que Mademoiselle Denise Wrotnowska, conservateur du Musée Pasteur.

Docteur Joseph F. Volker
Université d'Alabama à Birmingham

Alabama who permitted the use of the documents in the Lawrence Reynolds Library. Special recognition is accorded to Professor Pasteur Vallery-Radot; to Doctor Pierre Mercier, director of the Pasteur Institute; and to Miss Denise Wrotnowska, curator of the Pasteur Museum, for their contributions.

DR. JOSEPH F. VOLKER
University of Alabama, Birmingham

Préface

CELUI QUI VEUT connaître les événements de la vie extraordinaire de Pasteur doit se reporter à sa *Correspondance*.[1]

Nous avons rassemblé la plupart des lettres qu'il écrivit depuis l'âge de 18 ans. On le suit dans le tourbillon de pensées, d'expériences et d'actions qui l'entrainent toujours plus loin vers de nouvelles découvertes. Il est le plus humain des hommes. Il aime sa femme, ses enfants et ses amis d'une affection telle qu'il leur fait partager ses joies, ses peines, ses angoisses.

A ces quatre volumes de *Correspondance* manquait l'histoire de sa touchante amitié pour son collaborateur Louis Thuillier. Grâce à l'Université d'Alabama, cette lacune est comblée.

Le 4 mai 1856, Louis Thuillier naissait à Amiens. Il entra à l'Ecole normale en 1877 et en sortit le premier en 1880, agrégé de physique. Pasteur l'accueillit dans son laboratoire comme préparateur à la fin de cette année. Dès lors, pendant près de trois ans, il collabora intimement à toutes les découvertes du Maître.

Nous le voyons pour la première fois en mai 1881, auprès de Chamberland et Roux, associé à la célèbre expérience de Pouilly-le-Fort qui démontra l'efficacité de la vaccination charbonneuse.

En septembre 1881, il fut chargé par Pasteur de réaliser des expériences publiques de vaccination à l'Institut vétérinaire de Buda-Pesth, puis à Kapuvar (en Autriche-Hongrie).

En mars 1882, il fut envoyé à Packisch (Allemagne). Il démontra la possibilité d'adapter la virulence relative des vaccins aux réceptivités particulières des animaux.

C'est le même mois qu'il découvrit, en étudiant le rouget des

[1] Cette *Correspondance*, réunie et annotée par Pasteur Vallery-Radot (Flammarion éditeur), comprend 4 tomes in-8º:

Tome I. Lettres de jeunesse—L'étape de la cristallographie, 1840–1857.

Tome II. La seconde étape—Fermentations, générations spontanées, maladies des vins, des vers à soie, de la bière, 1857–1877.

Tome III. L'étape des maladies virulentes, virus-vaccins du choléra des poules, du charbon, du rouget, de la rage, 1877–1885.

Tome IV. L'étape des maladies virulentes (suite), vaccination de l'homme contre la rage, dernières années, 1885–1895.

Preface

THOSE WHO WISH to become acquainted with the events of Louis Pasteur's extraordinary life may refer to his *Correspondance*,[1] in which we collected most of the letters written by Pasteur from the age of eighteen until his death. Thus it is possible to follow him through a whirlwind of thoughts, experiences, and actions that always carry him further along to new discoveries. He is the most human of all men. He loves his wife, his children, and his friends with such fondness that he shares with them his joys, sorrows, and anguish.

But the story of his warm friendship with his co-worker Louis Thuillier is not to be found in the four volumes. Now, through the good offices of the University of Alabama Press, this omission has been remedied.

Louis Thuillier was born in Amiens on May 4, 1856. He entered the *École Normale* in 1877. Upon completion of his studies he was awarded the first rank as *agrégé de physique* in 1880 and within the year became a *préparateur* [assistant] in Pasteur's laboratory. For the next three years, Thuillier participated closely in all the discoveries of his master.

We encounter him for the first time in May, 1881, with Chamberland and Roux, associated in the famous experiment of Pouilly-le-Fort, in which the efficacy of vaccination against anthrax was demonstrated.

In September, 1881, Pasteur asked him to conduct vaccination experiments at the Veterinary Institute of Budapest and at Kapuvar, in Austria-Hungary.

---

[1] This *Correspondance de Pasteur*, gathered and annotated by Pasteur Vallery-Radot (Flammarion, Paris), is composed of four volumes:

Tome I. Lettres de Jeunesse—L'étape de la cristallographie, 1840–1857.

Tome II. La seconde étape—Fermentations, Générations spontanées, maladies des vins, des vers à soie, de la bière, 1857–1877.

Tome III. L'étape des maladies virulentes—Virus-vaccins du choléra des poules, du charbon, du rouget, de la rage, 1877–1885.

Tome IV. L'étape des maladies virulentes (suite)—Vaccination de l'homme contre la rage, Dernières années, 1885–1895.

porcs dans le département de la Vienne, un microbe qui était la cause du mal.

Pasteur écrivait le 21 novembre à Madame Pasteur:

"Le rouget n'est plus à beaucoup près aussi obscur et je suis persaudé maintenant que, le temps aidant, le problème scientifique, et pratique à la fois, sera résolu. . . Aujourd'hui trois autopsies de porcs. Elles durent longtemps chacune, Thuillier y met une ardeur patiente et froide qui ne compte pas avec le temps."

En juillet 1883, le Conseil d'Hygiène proposa à Pasteur d'envoyer une mission en Egypte où régnait une épidémie de choléra. Le docteur Roux, collaborateur de Pasteur, le professeur agrégé Straus, le professeur de l'Ecole vétérinaire d'Alfort Nocard, Louis Thuillier, demandaient d'en faire partie.

Le 15 août elle arrivait en Egypte. Le 21 septembre, Roux écrivait d'Alexandrie à Pasteur:

"Le télégraphe vous a appris l'affreux malheur qui est tombé sur nous comme la foudre.

"Thuillier et Nocard étaient allés, le vendredi 14, à Tantah, assister à une autopsie de peste bovine; ils sont revenus le samedi, et, le lundi 17, ils sont allés au lazaret des animaux, à l'abattoir, recueillier du sang de boeuf. Thuillier eut le matin une selle, il fut toute la journée gai et prit un bain de mer, et le soir nous avions fait une promenade en voiture. Au diner il mangea de bon appétit, et se coucha vers dix heures et demie. Le sommeil vint rapidement. A trois heures du matin, il va à la garde-robe, il se sent très mal et entre dans notre chambre en criant: "Roux, je suis très mal", et il tombe sur le plancher. Straus et moi, nous le portons à son lit; il avait le visage pâle et suant, les mains froides comme un homme qui a une syncope. Nous avons cru d'abord à une indigestion. Il se remit très vite, prit un peu de solution opiacée et s'endormit."

Puis c'est la description très fidèle de la mort de Thuillier.[2]

Pasteur écrivait, le 19 septembre 1883, à J. B. Dumas, Secrétaire Perpétuel de l'Académie des Sciences:

"La science perd en Thuillier un de ses courageux représentants et du plus grand avenir. Je perds un disciple aimé et dévoué, mon laboratoire un de ses principaux soutiens.

[2] Voir *Correspondance de Pasteur*, Tome III, p. 398.

In March, 1882, he was sent to Packisch, Germany, where he demonstrated the possibility of adapting the relative virulence of vaccines to the particular susceptibilities of animals.

During the same month he studied swine fever in the Department of Vienne, France, and discovered the microorganism that causes this disease. Pasteur could write to Mme. Pasteur on November 21: "Swine fever is no longer as obscure as it was, and I am now convinced that, with time, the scientific problem, which is at the same time a practical one, will be solved. . . . Today three swine autopsies. They are each time consuming; [but] Thuillier works with a patient and cold ardor, taking no account of time."

In July, 1883, the Conseil d'Hygiène proposed to Pasteur that a mission be sent to Egypt, where there was an epidemic of cholera. Doctor Roux, a co-worker of Pasteur, Professor Straus, Professor Nocard of the Veterinary School, and Louis Thuillier asked to be a part of the mission.

On August 15 the scientists arrived in Egypt. On September 21, Roux wrote to Pasteur from Alexandria: "The telegraph informed you about the frightful misery that fell on us like thunder.

"Thuillier and Nocard went to Tantah on Friday the 14th to assist in an autopsy of cattle plague; they came back on Saturday, and on Monday the 17th they went to the animal quarantine station at the slaughter house to collect ox blood. That same morning Thuillier had a stool. The whole day he was in good spirits. He went swimming in the sea, and in the evening we took a carriage ride. At dinner he ate with good appetite. He went to bed at half past ten and fell asleep rapidly. At three o'clock in the morning, he went in the dressing room. He felt sick and entered our room crying, 'Roux, I feel very bad,' and fell on the floor. Straus and I carried him to bed. His face was pale and perspiring, his hands were cold, as a man who had fainted. We thought at first that he had indigestion. He recovered quickly, took a little of an opiate, and fell asleep."

This is followed by a faithful description of Thuillier's death.[2]

On September 19, 1883, Pasteur wrote to J. B. Dumas, permanent secretary of the Academy of Sciences: "Science loses in Thuillier one of its courageous representatives of the greatest

[2] See *Correspondance de Pasteur*, Tome III, p. 398.

9

"Je ne me consolerai de cette mort qu'en pensant à notre chère Patrie et à ce qu'il a fait pour elle."[3]

Le 23 septembre 1883, Pasteur écrivait d'Arbois au professeur Bouley:[4]

". . . Pour cet homme, dont la réflexion intérieure, toujours active, se traduisait par des habitudes de silence comme je n'en ai jamais vu d'exemple pareil, j'avais la plus profonde estime et une tendre affection, que les circonstances—c'est un de mes grands regrets—ne m'ont pas permis de lui témoigner tout entières. Vous avez été souvent le témoin de son labeur infatigable. C'était le plus ferme soutien de mon laboratoire."[5]

"C'était, disait Pasteur à l'Académie des Sciences, une nature profondément méditative et silencieuse. Une mâle énergie se dégageait de sa personne; elle a frappé tous ceux qui l'ont connu. D'un labeur infatigable, il était prêt pour tous les dévouements."

Ainsi, dans ces temps héroïques de la bactériologie, mourut, à 27 ans, un des plus illustres représentants de la science qui naissait. Il fut le collaborateur aimé de son Maître Pasteur.

PASTEUR VALLERY-RADOT
de l'Académie Française

[3] Idem, Tome III, p. 392.

[4] Henry Bouley (1814–1885), professeur de clinique à l'Ecole vétérinaire d'Alfort, professeur de pathologie comparée au Muséum, membre de l'Académie des Sciences. Il fut un des plus ardents défenseurs de Pasteur.

[5] Voir *Correspondance de Pasteur*, Tome III, p. 393.

promise. I lose a beloved and devoted disciple, and my laboratory one of its principal supports.

"I will be consoled in this death only by thinking of our beloved country and what he has done for it."[3]

On September 23, 1883, Pasteur wrote from Arbois to Professor Bouley:[4] ". . . For this man, whose inner thoughts, always active, were expressed in silent habits such as I have never seen before, I had the deepest esteem and a tender affection that the circumstances have not allowed me to show him entirely. This is one of my greatest regrets. You have often been the witness of his untiring work. He was the strongest support of my laboratory."[5]

"He was," said Pasteur at the Academy of Sciences, "of a deeply meditative and silent nature. He had a virile personality; this was obvious to all who knew him. Untiring at work, he was ready for all devotions."

So, in the heroic times of bacteriology, one of the most famous representatives of this dawning science died at the age of 27. He was the beloved co-worker of his master, Pasteur.

PASTEUR VALLERY-RADOT
of the French Academy

[3] See *Correspondance de Pasteur*, Tome III, p. 392.

[4] Henry Bouley, 1814–1885, clinical professor at the Alfort Veterinary School, professor of comparative pathology at the Museum in Paris, and a member of the Academy of Sciences, was one of Pasteur's most eager defenders.

[5] See *Correspondance de Pasteur*, Tome III, p. 393.

Note de l'Editeur

Lorsqu'au courant de l'été 1965, le Dr. J. F. Volker, Vice-Président de l'Université d'Alabama, me proposa de préparer la publication des lettres inédites de Louis Pasteur, appartenant à la collection Reynolds de cette université, j'acceptais avec enthousiasme. Il s'agissait non seulement de publier ces lettres en français, mais aussi de les traduire en anglais afin de leur donner une audience plus large.

Ces lettres de Pasteur, adressées à son collaborateur Thuillier, se rapportent essentiellement aux essais de vaccinations contre le charbon et le rouget du porc. Sachant que les réponses de Thuillier aux lettres de Pasteur devaient se trouver à Paris, j'entrepris un certain nombre de démarches qui ont permis, grâce à l'extrême amabilité du Professeur Pasteur Vallery-Radot et de la direction de l'Institut Pasteur, de pouvoir présenter en collaboration avec Mademoiselle Wrotnowska, Conservateur du musée Pasteur de Paris, une correspondance complète entre le Maître et son Disciple.

Celle-ci illustre à nouveau le génie incomparable du grand Pasteur. Elle constitue, en outre, un témoignage éloquent en faveur de la personnalité à la fois forte et attachante de Thuillier. Elle souligne les liens affectueux existant entre les deux hommes. Afin de respecter dans la lettre et l'esprit les écrits des deux Savants, nous avons reproduit cette correspondance aussi fidèlement que possible. Ceci fut notre souci constant et explique les orthographes parfois divergentes de certains noms propres ainsi que la présence d'abréviations, qui sont conformes aux originaux.

Mlle Jane Williams, Mr. Francis Squibb et le Dr. Robert Cargo ont apporté leur concours à la préparation de cette édition. Nous leur en exprimons nos plus sincères remerciements.

R. Frank
Université de Strasbourg

Editor's Note

IN THE COURSE of the summer of 1965, Dr. J. F. Volker, vice-president of the University of Alabama, suggested that I prepare for publication the unpublished letters of Louis Pasteur in the Reynolds Collection. I accepted his proposal with great enthusiasm, since Dr. Volker suggested not only that I prepare these letters for publication in French but also that I translate them into English, in order to make them available to a larger audience.

These letters of Pasteur, addressed to one of his fellow-workers, Louis Thuillier, deal largely with vaccination against anthrax and swine fever. Knowing that Thuillier's answers to Pasteur's letters were to be found in Paris, I took several steps, which, thanks to the kindness of Professor Pasteur Vallery-Radot and the directors of the Pasteur Institute, permit me to present in collaboration with Miss Denise Wrotnowska, the curator of the Pasteur Museum in Paris, a detailed correspondence between the master and his pupil.

These letters constitute one more illustration of the incomparable genius and the greatness of Pasteur. Moreover they bear eloquent testimony to Thuillier's strong and winning personality, and they underline the affectionate relationship that existed between him and Pasteur.

In order to observe both the letter and the spirit of the writings of the two scientists, I have reproduced this correspondence as faithfully as possible. My constant care in endeavoring to reprint the letters so as to conform with the originals explains the frequent variations in the spelling of proper names, as well as in the abbreviations.

Miss Jane Williams, Mr. Francis Squibb, and Dr. Robert Cargo assisted me in the preparation of this book, and I am sincerely appreciative of their help.

R. FRANK
University of Strasbourg

Introduction / Introduction

Introduction

Par Mlle Denise Wrotnowska
Conservateur du Musée Pasteur, Paris

1 *Vaccination Charbonneuse**

Le 13 juin 1881, devant l'Académie des Sciences, Pasteur exposa le succès obtenu, le 3 juin précédent à Pouilly-le-Fort, par l'application de sa méthode d'atténuation des cultures, avec la vaccination charbonneuse. On connaît l'enthousiasme que souleva cette nouvelle découverte du savant.[1]

L'émotion ne fut pas moindre à l'étranger et, de partout, des demandes de vaccins assaillent le savant. Mais Pasteur déclare désirer que les cultures vaccinales soient encore préparées dans son laboratoire car: "Une mauvaise application de la méthode pourrait compromettre l'avenir d'une pratique qui est appelée à rendre de grands services à l'agriculture."[2] Pasteur cherche toujours à se parfaire. N'a-t-il pas dit?: "Soyez à vous-même un adversaire vigilant et tenace, songez toujours à vous prendre en faute."[3] Pour la vaccination charbonneuse, il va reprendre son expérience dans la région de Chartres, non plus avec une culture préparée au laboratoire, mais avec le sang des animaux morts. Le Musée Pasteur possède de très nombreux documents sur ces recherches,[4] des tableaux statistiques établis par les vétérinaires. On reste confondu devant l'activité du savant qui vérifiait et annotait tous ces renseignements. Des lettres[5] du professeur Elzinger de Saint-Pétersbourg, nous apprennent que Pasteur cherche à approfondir ce qu'est, par rapport au charbon ou sang de rate, la maladie appelée en Russie "la peste de Sibérie."

A la demande de Pasteur, Chamberland, dans un ouvrage,[6] ré-

* Ce chapitre, à l'exclusion des lettres de l'Université d'Alabama, a fait l'objet d'une communication, à la Société Française d'Histoire de la Médecine, Paris, le 18 avril 1966.

Introduction

By DENISE WROTNOWSKA
Curator, Pasteur Museum, Paris

I *Anthrax Vaccination**

On June 13, 1881, Pasteur announced to the Academy of Sciences that on June 3, at Pouilly-le-Fort, he had successfully vaccinated experimental animals against anthrax, using his method of attenuated cultures. The enthusiasm with which this announcement was received is well known.[1]

The excitement was no less outside France, and the savant received requests for vaccine from everywhere. However, Pasteur declared that he wished to continue to prepare all vaccination cultures in his own laboratory, since "a poor application of the technique would compromise the future of a method that will be of great help to agriculture."[2]

Pasteur always strove to improve himself. Did he not say: "Be always for yourself a vigilant and tenacious opponent, be always aware of your mistakes"?[3] He repeated his anthrax vaccination experiment in the Chartres region, this time using the blood of dead animals rather than a culture prepared in the laboratory. The Pasteur Museum possesses numerous documents pertaining to these researches[4] as well as statistical tables established by veterinarians. One is really amazed at the activity of the investigator who controlled and annotated all of this information. Letters of Professor Elzinger from Saint Petersburg tell us that Pasteur was even interested in learning more about the possible relationship of anthrax, or "sang de rate," to a disease called "Siberian Pest" in Russia.[5]

At Pasteur's request, Chamberland summarized the studies on

* This section was presented in part to the French Society for the History of Medicine, in Paris, April 18, 1966.

17

suma les études sur le charbon. Dans une première partie, il traite de l'étiologie de la maladie; dans la seconde, il rend compte des expériences publiques réalisées tant en France qu'à l'étranger et, entre autres, de celles effectuées en Hongrie et en Allemagne. Cela sera notre propos, grâce aux ouvrages de base[7] et à quelques soixante documents inédits, conservés d'une part au Musée Pasteur à l'Institut Pasteur, d'autre part à l'Université d'Alabama. Des lettres de Pasteur à son disciple Thuillier: celes concernant la Hongrie, sont passées en vente à l'Hôtel Drouot en 1957; et celles du séjour en Allemagne ont été acquises par l'Université d'Alabama. Quaint aux réponses de Thuillier à son maître, elles sont conservées au Musée Pasteur.

Ce fut le disciple de Pasteur, Thuillier, dont la biographie est présentée en préface par le Professeur Pasteur Vallery-Radot, qui fut choisi par le savant pour l'aider dans ces recherches. En effet, le 3 septembre 1881, Pasteur demande à Thuillier à se tenir prêt à partir en Hongrie.[8] Ayant appris, du baron de Berg, grand propriétaire à Kapuvar, que ses troupeaux étaient contaminés par la maladie, Pasteur avait proposé au Ministre de l'Agriculture de l'Empire Austro-Hongrois, le baron de Kémeny, de se rendre à Budapest avec deux collaborateurs: Chamberland et Thuillier, pour entreprendre des expériences de vaccinations charbonneuses. Le baron de Berg désirait organiser une expérience publique, telle que celle de Pouilly-le-Fort, sur cent moutons, vingt vaches et cinq chevaux. Pasteur envoie en avant-garde Thuillier qu'il pensait rejoindre pour la dernière vaccination virulente. Absorbé par tous les travaux entrepris en France, Pasteur ne put réaliser ce projet et Thuillier, seul, assuma la responsabilité des expériences. Le gouvernement hongrois se chargeait de couvrir les frais de déplacement, mais désirait que le voyage soit réalisé le plus tôt possible. Minutieusement, Pasteur donne ses dernières recommandations à son disciple. Thuillier doit surveiller les cultures et vérifier la limpidité du liquide qui surnage. Le disciple part sur le champ et, dans des lettres fréquentes, donne à son maître le détail des circonstances de son séjour et de ses travaux.

Le 16 septembre 1881,[9] il annonce son arrivée à Budapest: "Je suis installé au grand hôtel Hungaria, sur la rive gauche du

anthrax.[6] In the first section, he analyzed the etiology of the disease; in the second, he reported on public experiments in France and in foreign countries, especially those performed in Hungary and Germany. This paper will deal with the same subject, making use of reference books[7] and some sixty unpublished documents held by the Pasteur Museum at the Pasteur Institute [Paris] and at the University of Alabama [Birmingham]. Pasteur's letters to his disciple on the occasion of Louis Thuillier's trip to Hungary were sold at the Hôtel Drouot in 1957; those pertaining to the trip to Germany have been acquired by the University of Alabama. Thuillier's replies to his master are preserved at the Pasteur Museum.

Pasteur's disciple, Thuillier, whose biography is sketched briefly in Professor Pasteur Vallery-Radot's preface to this volume, was chosen by Pasteur to assist him in these researches, and on September 3, 1881, Pasteur asked him to prepare to go to Hungary.[8] Having learned from the Baron de Berg, an important landowner at Kapuvar, that the baron's flocks were contaminated by the disease, Pasteur proposed to the minister of agriculture of the Austro-Hungarian Empire (the Baron de Kémeny) that he and two of his co-workers, Chamberland and Thuillier, should undertake anthrax vaccination experiments in Budapest. The Baron de Berg wished to organize a public demonstration, similar to that of Pouilly-le-Fort, on a hundred sheep, twenty cows, and five horses. As his vanguard, Pasteur sent Thuillier, planning to be present himself only for the last virulent vaccination. The demands of work undertaken in France kept Pasteur from following through on his plan, with the result that Thuillier assumed sole responsibility for the experiments.

The Hungarian government was prepared to cover all of the travel expenses but wanted the trip to be made as soon as possible. Pasteur carefully gave some final instructions to his disciple—he was to survey the cultures and to check the clearness of the remaining liquid—and Thuillier left at once for Hungary. In his frequent letters to Pasteur we have a detailed account of the circumstances of his stay in that country, and of his work.

On September 16, 1881, Thuillier announced his arrival in Budapest: "I am staying at the grand hotel Hungaria, on the left

Danube. La fenêtre de ma chambre ouvre sur le fleuve et sur les maisons de Buda qui s'élèvent en amphithéâtre sur les hautes collines de la rive droite." Le 29, il précise: "Pesth est une très belle ville, presque neuve, qui a grand air malgré son peu d'étendue. Le Danube est superbe. Je n'ai à aucun moment éprouvé le sentiment d'isolement dans une ville étrangère que je craignais. Tout au contraire, il m'est arrivé plusieurs fois, dans des moments de distractions, de me croire à Paris. Les Hongrois sont très affables pour les Français. Bien que tout le monde sache l'allemand, on évite de le parler: on parle hongrois ou français [. . .]. Il y a un cercle français, un journal français, *la gazette de Hongrie*; on joue en ce moment *le monde où l'on s'ennuie*. Les Hongrois sont gais, vifs mais très doux, grands amateurs de musique, grands admirateurs de la beauté de leurs femmes qui est véritablement très grande." Thuillier insiste sur l'admiration que les Hongrois éprouvent pour Pasteur.[9] "Dans le cours de mes inoculations et dans mes visites aux Instituts, je n'ai recontré que des admirateurs de vos travaux. Je n'ai pas encore aperçu l'ombre d'un Colin [détracteur de Pasteur]. Mais si tous ont lu et admiré vos écrits, très peu ont eu l'honneur de vous voir. Tous le désirent. L'expérience de Budapesth le leur fait espérer. Je suis à chaque moment interrogé sur la date de votre arrivée. Je l'ai annoncée pour le 16 octobre, veille de la 3ème. inoculation à Budapesth, ou les jours suivants. La petite ville de Kapuvar serait très fière de vous posséder qq. jours: vous en jugerez par le toast porté par M. de Berg en français dans le dîner qui a suivi les inoculations et dont voici un très court résumé:

"La richesse, la force, la gloire et l'avenir d'une nation ne sont plus dans ses hommes de guerre, mais bien dans ceux de ses enfants qui l'illustrent dans les travaux de la science. Heureuse France qui possède tant de tels enfants! heureuse France qui par leur science et leur génie règne sur toutes les nations! heureuse France qui possède un Pasteur, cet homme dont le nom est désormais celui d'un des plus grands bienfaiteurs de l'humanité! Vive la France, Vive M. Pasteur!

"Permettez-moi," ajoute Thuillier, "de clore cette longue lettre sur ces deux cris répétés avec franchise par tous les assistants et qui m'ont profondément ému."

bank of the Danube. The window of my room looks out upon the river and the houses of Buda, which are built in tiers on the high hills of the right bank."[9] On the 29th he added: "Pesth is a very beautiful town, almost new, and attractive in appearance despite its reduced space. The Danube is superb. Not once have I had the feeling that I had feared I might have of being alone in a foreign town. On the contrary, there have been moments of absentmindedness when I've thought I was in Paris. The Hungarians are very favorably disposed to the French. Though everyone knows German, they avoid using it; they speak Hungarian or French. To please my hosts, I've stopped using German in restaurants and have learned a few essential Hungarian words. There is a French club, a French newspaper, *la gazette de Hongrie*; right now *le monde où l'on s'ennuie* is being performed. The Hungarians are gay, lively, but very gentle—great music lovers, great admirers of the beauty of their women, which is indeed quite remarkable."

Thuillier was impressed by the Hungarians' admiration for Pasteur. "During the inoculations and my visits to the institutes, I have met only admirers of your work. I have not even seen the shadow of a Colin [a detractor of Pasteur]. But if all have read and admired your writings, very few have had the honor of seeing you. All would like to, and the Budapest experiment makes them hope for it. I am constantly being asked when you will be here. I have announced your arrival either for October 16, which is the day before the third inoculation in Budapesth, or a few days later. The small town of Kapuvar would be very proud to have you for a few days. You can judge their admiration from the toast given in French by M. de Berg during the dinner following the inoculations—of which I give you a very short summary: The richness, the strength, the glory, and the future of a nation are no longer in her soldiers, but rather in those of her children who make her famous through the works of science. Fortunate is France, which possesses so many children as those! Fortunate is France, which, through their science and genius, rules over all nations! How fortunate France is, to possess a Pasteur—this man whose name will henceforth be known as one of the greatest benefactors of humanity! Long live France! Long

Arrivé à Budapest, le 15 septembre, dans l'après-midi, Thuillier, dès le lendemain matin, se rend au Ministère où il lui est demandé de faire une première expérience à l'Institut Vétérinaire, afin que le monde savant du pays puisse la suivre. Il prévoit l'aménagement de deux pièces dont il conservera la clé afin que personne n'entre à son insu. Dans l'une, les moutons, dans l'autre, où arrive le gaz, il aménagera un laboratoire. Il ne s'agit que d'une petite expérience. Mais il lui est demandé d'expérimenter sur cent moutons à Kapuvar, à douze heures environ de la capitale. Thuillier attend une dépêche de Pasteur, l'autorisant à entreprendre, en même temps, cette seconde expérience. "Les animaux," précise-t-il, "pour l'expérience de Pesth seront achetés cet après midi; demain j'installe l'étuve et commence les cultures." Dès le 17 septembre, Pasteur donne l'autorisation à Thuillier[10] qui, le 29 septembre,[11] annonce qu'il a eu quelques difficultés. Le 19, les moutons n'étaient pas encore achetés. Tant de troupeaux sont contaminés qu'il a désespéré de trouver des sujets sûrement sains. Quant aux expériences de Kapuvar, elles semblent retardées, car M. de Berg est absent. Enfin, le jeudi 22, on put rassembler le nombre prévu de moutons et le 23, Thuillier fit la première inoculation à l'Institut Vètérinaire, en présence de personnalités hongroises et des élèves de cet Institut. Avec minutie, Thuillier relate les soins qu'il a pris. "L'expérience porte sur 60 moutons dont 30 hongrois à grandes cornes enroulées et 30 mérinos de la sous-race dite électorale." En nombre égal, ils ont été inoculés par spores ou filaments, ou gardés comme témoins. En outre, il fait des inoculations à un jeune buffle. "Les buffles ayant la réputation de ne pas prendre du tout le charbon." Il suit de très près ses "vaccinés" et constate que les moutons n'ont pas eu d'oedèmes. Il conclut: "Jusqu'à ce matin tout va donc bien ici." Accompagné d'un membre de l'Institut Vétérinaire, chargé de faire les rapports, Thuillier se rend à Kapuvar. "La première inoculation a été faite le mercredi 28 à 10 h. du matin, dans une ferme distante de 2 lieues." En présence du baron de Berg et de nombreuses personnalités qui le seront plus encore lors de la troisième inoculation "surtout dans l'espérance de vous voir." Il inocula cinquante moutons mérinos (électorale), cinquante étant gardés comme témoins, également sept jeunes boeufs et sept témoins.

live M. Pasteur! Let me close this long letter with these two cries, which were repeated earnestly by all those present, and which moved me deeply."[9]

Thuillier arrived in Budapest on the afternoon of September 15. On the morning of the following day he went to the ministry of agriculture, where they asked him to perform the first experiment at the veterinary institute so that the scientific world of the country could follow it. He planned to equip two rooms, of which he would keep the keys so that no one could enter without his permission. In one, with a gas outlet, he would install a laboratory; the sheep would be kept in the other. This would be only a small experiment. But they also wanted him to experiment on a hundred sheep at Kapuvar, about twelve hours from the capital. Thuillier waited for a cable from Pasteur, giving him permission to undertake this second experiment. "The animals," he stated, "for the Pesth experiment will be bought this afternoon. Tomorrow I shall install my incubator and start the cultures." On September 17, Pasteur gave his approval to Thuillier,[10] who then announced, on September 29, that he was having difficulties.[11] On the 19th the sheep had yet to be purchased, and so many flocks were contaminated that he all but despaired of finding enough subjects of whose good health he could be sure. As for the experiments in Kapuvar, it seemed that they were being delayed by the absence of M. de Berg. Finally, on Thursday the 22nd, the required number of healthy sheep were at hand, and on the 23rd, before an audience of Hungarian officials and students in the veterinary institute, Thuillier made the first inoculation.

Thuillier described very carefully the measures he took. "The experiment involves 60 sheep of which 30 are Hungarians with long curled horns and 30 are Merinos of the so-called electoral sub-breed." They were inoculated with spores or filaments or were kept as controls in equal numbers. In addition he inoculated a young buffalo, "buffalos being considered totally unsusceptible to anthrax." He followed his "vaccinates" very closely and observed that the sheep had no edema. He concluded: "everything is all right as of this morning."

Accompanied by the member of the veterinary institute who was responsible for writing the reports, Thuillier went to Kapu-

Les uns sont "de jeunes bêtes venant directement des pâturages où ils vivent en liberté toute l'année et absolument insoumis: 10 hommes suffisaient à peine pour les maintenir à peu près immobiles. Ce sont des bêtes de race hongroise blanche, museau noir, cornes atteignant près d'1 m. de long." Les autres sont de race hollandaise. En outre: "Dans un troupeau de 489 moutons mérinos (électorale) perdant chaque jour 1 ou 2 bêtes, j'ai inoculé 267; il reste donc 222 témoins," ajoute Thuillier. Il informe Pasteur: "Les trépidations du voyage ont rendu le dépôt de mes ballons de bouillon tellement ténu qu'il se précipite très mal. Il est impossible de l'avoir absolument limpide [comme Pasteur, nous l'avons vu, le lui avait recommandé]. Aussi ai-je redoublé de soins pour m'assurer de la pureté. Immédiatement avant les inoculations j'ai regardé au microscope chaque flacon devant être employé: la bactéridie s'y montra chaque fois bien pure." Il retourne à Budapest continuer la première expérience, l'intendant de M. de Berg lui écrira tous les deux jours, de Kapuvar.

Le 1er octobre il note: "Les Hongrois sont encore plus admirateurs de votre découverte que je ne le pensais d'abord. Ils y croient fermement. L'expérience démonstrative que je fais en ce moment les intéresse, mais modérément. Ils sont persuadés d'avance du succès. Ce qui les intéresse beaucoup plus c'est d'apprendre 1° à faire des cultures pures, 2° à fabriquer le vaccin."[12] Le jeune savant leur donne quelques principes, mais ne peut leur enseigner la méthode pastorienne sans l'autorisation de son Maître. "De cette façon," continue-t-il, "ils seraient à même de fabriquer à leur tour, sans crainte d'insuccès, tout le vaccin dont ils auraient besoin. Une fois maître du procédé, leur orgueil national serait très fier de rendre les allemands, les russes et tous ceux qui voudront bien, tributaires de leur industrie." Thuillier répond assez sèchement car il croit comprendre qu'on veut pour cela monnayer son enseignement. "Si l'on faisait auprès de moi une nouvelle tentative de corruption, ma réponse à l'émissaire sera celle de Cambronne à Waterloo." Pasteur répond, le 2 octobre, par une lettre dont nous n'avons qu'une analyse, qu'il est très heureux des marques de sympathie qui lui ont été manifestées à Kapuvar.[13] Sollicité par Kémeny, il lui répond qu'il ne peut autoriser Thuillier à procéder à la préparation complète du vaccin.[14] D'une

var. "The first inoculation was done on Wednesday the 28th, at 10 a.m., on a farm 2 miles [away]." In the presence of Baron de Berg and numerous officials (there would be even more of them attending the third inoculation "especially in the hope of seeing you"), Thuillier inoculated fifty electoral Merino sheep, another fifty being used as controls, and seven young oxen, with seven controls. These oxen are "young animals coming directly from pastures where they live wild the whole year, and they are absolutely untamed; 10 men were barely able to hold them almost quiet. These animals are of Hungarian white stock, with black muzzles and horns almost 1 m. in length." The others were of Dutch stock. Moreover, "In a flock of 489 Merino sheep (electoral) that was losing 1 or 2 animals each day, I inoculated 267, leaving 222 as controls," added Thuillier. He informed Pasteur: "The trepidations of my trip made the deposit in my flasks of broth so thin that it precipitated very badly. It is impossible to get it absolutely clear [as Pasteur, as stated above, had recommended to him]. Therefore, I took great care to be certain of its purity. Just before the inoculations I examined under the microscope each flask that was to be used. The bacteridium was very pure each time." He returned to Budapest to continue his first experiment; M. de Berg's steward was to write him every two days from Kapuvar.

On October 1, Thuillier noted: "The Hungarians are even greater admirers of your discovery than I had thought at first. They are very firmly convinced of its truth. The demonstration experiments that I am performing are actually of only moderate interest to them—they are so convinced in advance of success. What interests them more is to know (1) how to prepare pure cultures, (2) how to make the vaccine."[12] The young scientist propounded some principles for them but refused to teach them Pasteur's method without the permission of his master. "They would be able," he added, "to make, without fear of failure, all the vaccine they might need. Once they had mastered the procedure, their national pride would make them very pleased to oblige the Germans, the Russians, and any others who would like it, making others dependent upon their [Hungarian] industry." Thuillier answered quite roughly, since he suspected

part, le temps lui manquerait, d'autre part, ajoute-t-il "par prudence et afin de ne pas compromettre le succès d'une méthode à tout prendre délicate, je désire extrêmement que pendant, une année au moins, tout le vaccin qui sera utilisé [. . .] soit préparé par moi [. . .]. Permettez-moi d'ajouter que la Hongrie serait, après la France, la nation favorisée." Thuillier, le 5 octobre, est chargé de remettre lui-même cette lettre au Ministre.[15] Il ne sera plus, dès lors, question de cette demande. Une lettre de Pasteur au Docteur Roux, du 8 octobre, nous apprend que "Thuillier a vacciné la seconde fois à Pesth et aujourd'hui à Kapuvar."[16] En effet, le 12 octobre, Thuillier confirme à Pasteur qu'il rentre à Budapest, après la seconde inoculation à Kapuvar et que tout va bien.[17] Mais à Budapest, deux des moutons vaccinés sont morts. L'un, après la première inoculation, le commission entière le déclare "mort de pneumonie catarrhale." L'autre est mort, après la seconde inoculation: "les vétérinaires de la commission se sont déclarés pour la mort par indigestion. [. . .] Ces deux morts sont donc considérés par la commission comme 2 accidents tout à fait en dehors de la pratique de la vaccination." Thuillier constate: "Eussent elles été dues à un charbon nettement caractérisé, elles n'auraient pas davantage infirmé la valeur de l'expérience, puisque l'on n'a pu répondre de l'état sanitaire des animaux. [. . .] Ces moutons, surtout les mérinos, sont loin d'être de belles bêtes; mais les Hongrois, malgré mes observations, les ont toujours déclarées superbes, et j'ai dû me taire pour ne pas blesser, en la personne de leurs moutons, leur orgueil national." La troisième inoculation aura lieu le lundi 17 à Budapest, le samedi 22 à Kapuvar. La presse hongroise publie des articles vulgarisant la découverte de Pasteur. Le succès de la méthode pastorienne se répand. Un grand propriétaire demande à Thuillier de vacciner ses quinze mille moutons. Thuillier doit réclamer du vaccin en France.[18]

Le 20 octobre, de Budapest, c'est l'envoi d'une dépêche triomphale de Thuillier à Pasteur.[19] Le 22, de Kapuvar, nouvelle dépêche: "26 témoins morts ce samedi matin."[20] Avec minutie, Pasteur l'annote: "Il y a 30 moutons et 5 vaches vaccinés, il y a 30 moutons et 5 vaches témoins. (Voir 2 ème. lettre de Thuillier)." Puis, le 29 octobre, Thuillier annonce son retour en France, par Vienne "pour prendre qq. liquides d'animaux morts de la peste

that they wanted to bribe him. "If a new attempt at corruption is made, my answer to the emissary will be that of Cambronne at Waterloo." Pasteur answered on October 2, in a letter of which we have only an analysis, that he was very happy about the congeniality at Kapuvar.[13] In response to a request from Kémeny, he answered that he could not allow Thuillier to proceed to the complete preparation of the vaccine.[14] On the one hand, time would be too short; on the other hand, he added, "for caution and in order not to compromise the success of an after all delicate method, I desire very much that for at least one year all the vaccine which will be used [. . .] shall be prepared by myself [. . .]. Let me add that, after France, Hungary will be the favored country." On October 5 Thuillier himself was charged to deliver this letter to the minister.[15] From then on, this request was forgotten. A letter from Pasteur to Dr. Roux, dated October 8, tells us that "Thuillier has vaccinated in Pesth for the second time and is today in Kapuvar."[16] Indeed, on October 12, Thuillier confirmed to Pasteur that he had returned to Budapest after the second inoculation in Kapuvar and found that everything was fine.[17] But in Budapest two of the vaccinated sheep died, one of them after the first inoculation. The entire commission declared that he had "died of catarrhal bronchopneumonia." The other sheep died after the second inoculation; "the veterinarians of the commission concluded that death had been caused by indigestion. . . . These two deaths, therefore, are considered by the commission as 2 accidents, completely unrelated to the vaccination." Thuillier observed: "Even had these deaths been related to a very typical anthrax, they would not have disproved the value of the experiment, since we cannot be sure about the health of the animals. [. . .] These sheep, principally the Merinos, are far from being nice animals. But the Hungarians, despite my remarks, have always maintained that they are splendid, and I have had to keep silent in order not to offend their national pride through their sheep." The third inoculation took place on Monday the 17th at Budapest, on Saturday the 22nd at Kapuvar. The Hungarian press published articles explaining Pasteur's discovery to the public. News of the success of the Pasteur method was spreading abroad. A great landowner

bovine."[21] Il y a eu beaucoup d'accidents par infection naturelle dans les vaccinations qu'il a faites dans les troupeaux contaminés. "Mais comme ces inoculations," ajoute-t-il, "ont été faites sans votre assentiment tout le déshonneur tombe sur moi. [. . .] La cause de la vaccine n'en est pas moins gagnée; mon honneur est fort compromis, mais c'est par ma faute. [. . .] Leurs demandes de vaccin ne manqueront pas." Thuillier joint un compte rendu manuscrit de l'expérience de Budapest, daté du 28 octobre qui porte le visa et la signature du président de la commission, Tormay.[22] Ce compte rendu est intégralement reproduit dans l'ouvrage de Chamberland.[23] Quelques pages manuscrites,[24] émanant semble-t-il d'une personnalité hongroise, critiquent les conclusions de Tormay. Aussi Thuillier fit-il un nouveau compte rendu que Pasteur annote: "Remis par Thuillier le 6 novembre 1881."[25] Ce sont des détails inévitables, mais le succès fut immense. Le 26 novembre 1881, l'Ambassadeur d'Autriche à Paris, écrit à Pasteur pour le remercier d'avoir délégué Thuillier en Hongrie et mis à la disposition de son gouvernement le résultat de ses recherches scientifiques.[26] "Les expériences faites à Budapest et à Kapuvar par M. Thuillier ont été couronnées du succès le plus complet et ont excité le plus vif intérêt." Il remercie Thuillier "pour les soins consciencieux avec lesquels il a procédé à ces expériences." Au lendemain de la vaccination de Kapuvar, le 24 octobre, le baron de Berg adresse à Pasteur cette dépêche: "30 témoins morts. Triomphe de la vaccination charbonneuse, à Kapuvar, en présence des représentants de tous les Comités. Leurs remerciements pour avoir fait bénéficier la Hongrie de votre intervention, la première après la France. Ils vous prient de lui garder toujours cette place et vous envoient l'hommage de leur admiration."[27] En présentant cette dépêche à la séance annuelle des cinq Académies, le 25 octobre 1881, Bouley conclut: "Chargé, par l'Académie des Sciences, d'exposer devant vous cette grande découverte, la plus grande, je crois, de toutes, celles qui ont été faites en médecine, je ne me suis pas défendu de l'enthousiasme qu'elle m'a inspiré."

Devant ce succès en Hongrie, Pasteur pensa faire de semblables expériences en Russie. Par lettres il propose d'envoyer là-bas une personne attachée à son service pour diriger des expériences de

asked Thuillier to vaccinate his fifteen thousand sheep. Thuillier had to obtain vaccine from France.[18]

On October 20, a triumphal cable arrived from Budapest.[19] On the 22nd, from Kapuvar, a new cable was sent: "26 controls dead this Saturday morning."[20] Pasteur carefully annotated it: "There are 30 vaccinated sheep and 5 vaccinated cows. There are 30 control sheep and 5 control cows. (See Thuillier's 2nd letter)." Then, on October 29, Thuillier announced that he was returning to France by way of Vienna "to take fluids from some animals that have died from a cattle plague."[21] There were many accidents through spontaneous infection in the vaccinations in contaminated flocks. "But," he added, "since these inoculations were done without your agreement, I feel responsible for the dishonor. [. . .] The cause of the vaccine is won, nonetheless; my honor is compromised, but that is my fault. [. . .] Their [the Hungarians'] requests for vaccine will not be lacking." Thuillier added a written report of the experiment in Budapest, dated October 28, which bears the seal and signature of the chairman of the commission, Tormay.[22] This report is reproduced entirely in Chamberland's work.[23] Some handwritten pages, apparently by a Hungarian official, criticized Tormay's conclusions.[24] Therefore, Thuillier made a new report, also annotated by Pasteur: "Delivered by Thuillier on November 6, 1881."[25] These details are unavoidable, but it was a tremendous success. On November 26, 1881, the ambassador of Austria in Paris wrote to Pasteur thanking him for having sent Thuillier to Hungary and for having communicated to his government the result of his scientific researches.[26] "The experiments performed in Budapest and Kapuvar by M. Thuillier have been crowned with success and have provoked the greatest interest." He thanked Thuillier "for the conscientious care with which he proceeded in these experiments." The day after the vaccination in Kapuvar, on October 24, Baron de Berg addressed this cable to Pasteur: "30 controls dead. Triumph of the vaccination of anthrax at Kapuvar in presence of representatives of all Committees. Their thanks for having given to Hungary the benefit of your intervention, the first after France. They beg you to keep them always in this position and send you the homage of their admira-

vaccination. Il s'adresse à l'Administrateur des Haras, puis, le 7 novembre 1881, au Directeur des Haras de Saint-Pétersbourg qui répond, le 27 février 1882: cette proposition "ne saurait aucunement convenir aux vues de l'Administration."[28] Cependant le Ministre "a pris toutes les mesures pour l'expédition de quatre savants russes tant en France qu'en Allemagne dans le but d'étudier à fond tous les systèmes de vaccination [. . .] vous voudrez bien par tous les moyens en votre pouvoir faciliter, autant que possible, à nos savants la tâche qui leur est tombée en partage et que vous ne les priverez pas de vos indications et de vos conseils."

En effet, Pasteur préparait aussi une expérience publique en Allemagne. Une précieuse petite note récapitulative, de la main du savant, est conservée au Musée Pasteur.[29] Elle nous apprend que, le 1er janvier 1882, le Dr. Roloff, directeur de l'Ecole Vetérinaire de Berlin, avait demandé du vaccin charbonneux pour cent moutons. Par lettre, du 14 janvier, Pasteur—voulant répondre aux violentes critiques de Koch—lui exposa l'intérêt qu'il y aurait à organiser une expérience publique en Allemagne, ce qu'accepta le ministre de l'Agriculture, Lucius, annonce Roloff, le 21 janvier. Le 3 mars, Pasteur propose la date du 5 avril. Roloff répond le 18 mars que cette date est approuvée pour le début d'une expérience et que l'assistant du savant serait logé au Central Hotel, proche de l'École Vétérinaire.[30] Le 1er avril, le Dr. Beyer, conseiller d'État auprès du Ministre, informe Pasteur qu'il a été nommé président de la Commission, dont il cite les membres parmi lesquels: Virchow.[31] Elle a été instituée pour contrôler l'expérience qui aura lieu à Packisch. Le Dr. Beyer est chargé de rédiger le protocole des conclusions.

Le 6 avril 1882, Thuillier annonce à Pasteur son arrivée à Berlin où il a été accueilli par le Dr. Müller, professeur d'anatomie, le Dr. Roloff étant souffrant.[32] "La première inoculation a eu lieu hier dans un domaine de l'état prussien à 150 kilom. de Berlin sur la route de Dresde. La station est Falkenberg. Le domaine, nommé Packisch, est à 10 kilom. de cette gare. [. . .] Tout y étant disposé pour l'expérience, j'ai dû accepter cet emplacement." Thuillier ajoute de précieux détails: "Packisch est un des domaines les plus éprouvés par le charbon. Les basses terres d'alluvion sur la rive droite de l'Elbe sont surtout meurtrières. Les

tion."[27] In presenting this cable at the Annual Meeting of the Five Academies on October 25, 1881, Bouley concluded: "Charged by the Académie des Sciences to announce to you this great discovery—the greatest, I believe of all that have been made in medicine—I have made no attempt to withhold the enthusiasm with which it inspired me."

Prior to this success in Hungary, Pasteur had planned to do similar experiments in Russia. In correspondence he proposed to send there a person from his department "in order to direct the vaccination experiments." He wrote to the Administrator of the Studs, and on November 7, 1881, to the Director of the Studs of St. Petersburg, who replied on February 27, 1882, that this proposal "does not agree at all with the views of the administration."[28] However, the Minister "has taken all measures for sending four Russian scientists to France as well as to Germany in order to study in detail all methods of vaccination. [...] Would you be so kind as to facilitate by every means at your disposal, as much as possible, the work our scholars share and to give them your instructions and advice."

Indeed, Pasteur also prepared a public experiment in Germany. A valuable short summary in the scientist's hand is preserved at the Musée Pasteur.[29] It tells us that on January 1, 1882, Dr. Roloff, director of the Berlin Veterinary School, asked for anthrax vaccine for a hundred sheep. In a letter of January 14, Pasteur—wishing to respond to the violent criticisms of Koch—told him of the interest in organizing a public experiment in Germany, and on January 21, Roloff informed him that Lucius, the minister of agriculture, had accepted the proposal. On March 3, Pasteur suggested the date of April 5. Roloff answered on March 18 that this date had been approved for the initiation of the experiment, and stated that the scholar's assistant would stay at the Central Hotel near the veterinary school.[30] On April 1, Dr. Beyer, state counsellor to the minister, informed Pasteur that he (Beyer) had been appointed chairman of the commission, whose members he cited; among them: Virchow.[31] The commission had been created to control the experiment to take place at Packisch. Dr. Beyer was charged to write the protocol of the conclusions.

On April 6, 1882, Thuillier informed Pasteur of his arrival in

terres plus élevées, formées de sable presque pur, ne le sont pas du tout. Les animaux vaccinés seront, aussitôt l'expérience finie, mêlés à d'autres et parqués sur les points les plus meurtriers." L'expérience a été préparée avec le plus grand soin. Les animaux, note-t-il, "ont été achetés dans un village où le charbon est inconnu de mémoire d'homme et installés le 1er avril dans une grange neuve dont on a bétonné le sol et les murs à 1 m.50 de hauteur pour la désinfection." Il a vacciné 50 moutons ou brebis et 12 bêtes à cornes. Avant d'entreprendre l'expérience, il a examiné les bêtes une à une et pris leur température. Puis Thuillier est rentré à Berlin où l'assistant de M. Müller, resté sur place, le tiendra au courant de l'état des animaux inoculés. Il a été reçu, le 6 avril au matin, par le Ministre de l'Agriculture, Lucius, qui "désire beaucoup le succès de cette expérience"; il lui a ouvert les portes de tous les Instituts. Il apprend qu'en Allemagne des mesures efficaces avaient déjà été prises. Les animaux, morts du charbon, étaient rigoureusement désinfectés. La mortalité avait ainsi un peu diminué. Suivant le désir de Pasteur, quatorze jours d'intervalle sont prévus avant la seconde inoculation qui aura donc lieu le 19 avril, devant toute la commission. Pour l'envoi des vaccins, Thuillier recommande la voie diplomatique. Il craint la douane; sa malle n'avait-elle pas été retenue lors de son arrivée?

Le 12 avril, Thuillier peut annoncer: "Je vous envoie de bonnes nouvelles des animaux de Packisch."[33] Il donne des détails sur la santé des bêtes dont "la nourriture est amenée d'un domaine où le charbon est inconnu." Non moins minutieusement, il indique à Pasteur par quel train doit lui être expédié le second vaccin. Le 15, Pasteur s'excuse de ne pas avoir répondu ni à Beyer, ni à Thuillier, car il a eu le malheur de perdre sa petite-fille, Madeleine Vallery-Radot, âgée d'un mois seulement.[34] Il annonce le départ du second vaccin, en deux envois, en cas de perte, par énchantillon sans valeur, car ainsi "ces colis ne sont pas ouverts." Toutes les précautions ont été prises, suivant les dernières indications de Thuillier, à qui Pasteur a écrit: nous devons "tout faire pour avoir notre victoire de Salamine."[35]

Le 18 avril, Thuillier remercie Pasteur de cette lettre du 15 et de l'envoi de deux tubes de second vaccin. "J'ai cependant, ajoute-t-il, mis immédiatement les deux tubes à reposer verticale-

Berlin, where he had been welcomed by Dr. Müller, professor of anatomy, Dr. Roloff being ill.[32] "The first inoculation was made yesterday, on an estate in Prussia 150 kms. from Berlin, on the road to Dresden. The station is called Falkenberg. The property, called Packisch, is 10 kms. from this station. [. . .] Since everything had already been arranged for the experiment, I had to accept this location." Thuillier added important details. "Packisch is one of the areas most affected by anthrax. The low alluvial lands on the right bank of the Elbe are the most deadly. The higher lands, consisting of almost pure sand, are not at all nocuous. Immediately after the conclusion of the experiment, the vaccinated animals will be mixed with others and penned in the most murderous locations." The experiment had been prepared with the greatest care. The animals, he noted, "were bought in a village where anthrax is unknown in the memory of man, and were installed on April 1 in a new barn, in which the floor and the walls to a height of 1.50 m. have been covered with concrete for disinfection." He vaccinated fifty sheep or ewes and twelve cattle. Before beginning the experiment, he examined the animals one at a time and took their temperatures. He then returned to Berlin, where M. Müller's assistant, who remained in Packisch, was to send him news of the condition of the inoculated animals. He was received on the morning of April 6 by Minister of Agriculture Lucius, who "has high hopes for the success of the experiment." Lucius opened the institutes to him. Thuillier learned that efficient measures had already been taken in Germany. Animals that had died from anthrax had been completely disinfected. The mortality was slightly reduced. In accordance with Pasteur's wishes, a fourteen-day interval was planned before the second inoculation, which took place, therefore, on April 19, before the entire commission. Thuillier advised sending the vaccines through diplomatic channels; he was afraid of the customs officials ever since his trunk had been retained on his arrival.

On April 12 Thuillier reported: "I send you good news of the Packisch animals."[33] He gave details on the health of the animals, whose "fodder comes from an estate where anthrax is unknown." Always careful, he told Pasteur by which train he must send the second vaccine. On the 15th, Pasteur apologized for having ne-

ment et j'emploierai le plus limpide." La seconde inoculation doit avoir lieu le 19. "Je vous enverrai dimanche ou lundi des nouvelles. Mais je dois, dès à présent, vous avertir que la commission n'a foi que dans le sang d'un mouton mort spontanément du charbon pour la constatation de l'immunité."[36] Pasteur évoque cela dans une lettre publiée, adressée probablement à Roux: "On retirera du sang du coeur qu'on étendra d'un peu d'eau pure qui a bouilli, avec ce sang on inoculera tous les animaux . . . ." Thuillier interroge son maître: si un mouton meurt à Packisch, faut-il procéder ainsi? Le 20 avril, Pasteur donne toutes ses instructions à Thuillier: "Je comptais bien que la Commission de Berlin voudrait faire l'épreuve de l'immunité avec du sang charbonneux de mouton mort spontanément" et minutieusement il lui relate comment a été obtenu le second vaccin qu'il a dû inoculer le 19.[37] Il note qu'il tient "essentiellement à un succès à Packisch parce que le rapport de la Commission de Berlin aura un grand effet et retentissement [. . .]. L'épreuve avec du sang charbonneux de mouton mort spontanément à Packisch ne sera pas aussi facile que ces messieurs peuvent le croire. Vous ferez observer qu'il est interdit d'inoculer du sang d'un mouton charbonneux mort depuis plus de 10 à 12 heures. Après 24 heures, à cette saison, le sang d'un cadavre de mouton charbonneux est à la fois charbonneux et septique. Ne l'oubliez pas. Refusez-vous absolument, s'il y a lieu, d'inoculer un sang de mouton dont vous ne connaîtrez pas l'heure de la mort, dont l'autopsie ne vous aura pas prouvé [. . .] qu'il est bien mort charbonneux."

"Mauvaises nouvelles: 2 moutons morts, un presque perdu et 3 autres à température très élevée," écrit Thuillier de Berlin, le 24 avril.[38] "La seconde vaccination a été faite le 19 à midi avec toutes les précautions requises." Il donne des détails sur la santé de ces animaux "produits de brebis mérinos Rambouillet et de bélier anglais Sawsdhown [pour Southdown]. Les boeufs ont été aussi fortement éprouvés." Il est porté "à penser que la double vaccination n'est préférable à la vaccination en une seule fois que pour 2 vaccins de même origine" puis il précise leur fabrication. Il conclut: "Au point de vue de la pratique, l'expérience de Packisch est nulle et retardatrice. Au point de vue scientifique, le principal, je crois qu'elle sera considérée comme démonstrative,

glected to answer Beyer and the letters of Thuillier, omissions occasioned by the death of Pasteur's granddaughter, Madeleine Vallery-Radot, who was just one month old.[34] Pasteur informed Thuillier of the mailing of the second vaccine (in two packages in the event of loss) as regular mail, since "these parcels are not opened." All precautions were taken in accordance with the most recent instructions from Thuillier, to whom Pasteur wrote, "[we must] do everything to obtain our salaminian victory."[35]

On April 18, Thuillier thanked Pasteur for his letter of the 15th and for sending two test tubes of the second vaccine. He added: "However, I immediately put the two tubes in an upright position, and I shall use the clearer one." The second inoculation took place on the 19th. "I will send you news on Sunday or Monday. But I must tell you now that the commission is convinced that immunity can be demonstrated only with blood from a sheep that has died spontaneously from anthrax."[36] Pasteur mentioned this fact in a letter already published, probably addressed to Roux: "Blood will be taken from the heart and diluted with a little bit of boiled pure water; all animals will be inoculated with this blood. [. . .]" Thuillier asked his master whether, if a sheep died in Packisch, he should proceed in this manner. On April 20, Pasteur gave his instructions to Thuillier: "Indeed, I expected that the Berlin commission would want to perform a test of immunity using the blood of a sheep that had died spontaneously of anthrax," and he told him in detail how the second vaccine for the inoculation on the 19th had been obtained.[37] He noted that he particularly wanted "a success in Packisch because the report of the Berlin commission will be very important and widely received [. . .]. The test at Packisch, using anthrax blood of a spontaneously dead sheep, will not be so easy as these gentlemen seem to believe. You should mention that it is impossible to inoculate with blood drawn more than 10 to 12 hours after a sheep has died of anthrax. After 24 hours, during this season, the blood of sheep killed by anthrax is loaded with bacteridia and is also septic. Do not forget it! If necessary, refuse categorically to inoculate with blood from a sheep unless you know the hour of its death, and unless the autopsy has shown conclusively that anthrax was the cause of death."

surtout si l'inoculation virulente réussit. [. . .] J'ai réservé la question pratique," ajoute-t-il, "en invoquant les différences de réceptivité des algériens et de nos races françaises." Nous avons déjà vu à Kapuvar, Pasteur insister sur la différence de susceptibilité des diverses races. Ce même 24 avril, Pasteur postait également une lettre[39] où il confirmait l'envoi de deux lettres—restées inconnues—par lesquelles il annonçait le succès des expériences qu'il entreprenait sur dix moutons allemands. "L'épreuve par le sang très virulent est achevée" et, ajoute-t-il "ayez donc pleine confiance sur l'issue de votre expérience de Packisch. L'expérience de Nevers est également achevée et le résultat est splendide. Tous les non vaccinés morts parmi les moutons. Tous les vaccinés bien portants, aussi vaches et chevaux. [. . .] Le vaccin paraît avoir fait merveille." Du 26, nous connaissons une autre lettre, grâce à un brouillon* publié dans la *Correspondance* de Pasteur: "Il n'y a pas d'autre explication à l'échec que vous me signalez sinon que c'est une affaire de races."[40] En France, ces mêmes vaccins n'ont donné lieu à aucune mortalité et Pasteur propose de demander à la Commission de faire une nouvelle expérience. "Déja," ajoute-t-il, "dans mes lettres au Dr. Roloff j'avais insisté sur la question des races qu'on ne peut préjuger a priori. [. . .] Soyez donc sans inquiétude," écrit-il à Thuillier "sur le succès ultérieur. [. . .] Si la dépense est une difficulté, prenez-la à votre charge. Je vous y autorise."

Ce même jour, Pasteur envoie un lettre au Conseiller d'État Beyer pour demander officiellement qu'une nouvelle expérience ait lieu.[41] Il enverra alors à Thuillier "des vaccins appropriés à des races un peu plus susceptibles que les nôtres. Cela est facile parce que l'échelle des vaccins est en quelque sorte continue."

Le 27 avril, Thuillier écrit à Pasteur: "Je suis furieux contre moi-même quand je songe que si je n'avais pas demandé l'addition de ces brebis grasses, je n'aurais probablement eu que de fortes fièvres mais pas de morts."[42] Il signale quelques oedèmes chez les bêtes à cornes. Il a appris que pour la vaccination viru-

---

*La version originale de cette lettre de Pasteur à Thuillier, datée du 26 avril 1882, est conservée à l'Université d'Alabama (5078/5404). Elle comporte en outre un post-scriptum inédit de la main de Pasteur que l'on trouvera dans le présent ouvrage.

"Bad news: 2 sheep dead, one almost lost, and 3 others with very high temperatures," Thuillier wrote from Berlin on April 24.[38] "The second vaccination was done on the 19th, at noon, with all the necessary precautions." He gave details concerning the health of these animals: "the cross between Rambouillet Merino ewes and an English Sawsdhown* ram. The oxen have also had a very hard time of it." He was inclined "to think that double vaccination is better than single vaccination only [for] 2 vaccines of the same origin," and gave details about their preparation. He concluded: "From a practical point of view, the Packisch experiment is worthless and is delaying matters. From the scientific viewpoint, the more important one, I believe it will be considered sufficient proof, especially if the virulent inoculation succeeds. [. . .]" He added: "I will leave aside the practical question of setting forth the different susceptibilities of Algerian and French breeds." We have already noted above that in Kapuvar Pasteur insisted on the difference in susceptibility of the various breeds. On this same day, April 24, Pasteur posted a letter in which he confirmed mailing two letters—whose whereabouts are unknown—announcing the success of the experiment undertaken on ten German sheep.[39] "The test with very virulent blood is complete," and "therefore, you can have full confidence in the [successful] conclusion of our Packish experiment. The experiment at Nevers is also done and the result is splendid. All the unvaccinated sheep died. All the vaccinated sheep are healthy, the cows and horses also. [. . .] The vaccine appears to have performed wonders." We know a letter of April 26 through a rough draft** included in the *Correspondance* of Pasteur.[40] "There is no other explanation for the failure you mentioned to me except that it is a matter of breeds." In France, these same vaccines caused no mortality, and Pasteur proposed asking the commission to perform a new experiment. He added. "In my letters to Dr. Roloff I have already emphasized the problem of breeds, [a problem]

* That is, a Southdown ram.
** The original of the letter from Pasteur to Thuillier, dated April 26, 1882, is held by the University of Alabama (No. 5078–5404). This letter has a postscript omitted from the previously published draft. The complete letter, including postscript, appears in the present work as Letter No. 16.

lente, on prépare à Packisch un vaccin sur passage de moutons; il demande à Pasteur s'il doit le faire sur cobayes. Dans le premier cas, "Je n'inoculerai que du sang d'un mouton que j'aurai vu mourir." Le 29, il annonce que l'inoculation aura lieu le 6 mai à Packisch où la Commission se réunira, le 9, pour "constater les résultats."[43] La Commission accepte le vaccin de la culture de Pasteur et, d'autre part, le Ministère autorise la répétition de l'expérience. Deux cents à trois cents moutons seront inoculés mais trente ou quarante seulement recevront l'inoculation virulente en même temps que quinze ou vingt témoins. Thuillier demande s'il doit choisir quelques agneaux de deux mois. Il réclame l'envoi du premier vaccin pour trois cents moutons et d'autant de seringues que de tubes, "pour éviter toute chance d'impureté." Il pense faire, le 6 mai, cette première vaccination, de la seconde série, en même temps que la vaccination virulente de la première expérience. Auparavant, le 2 mai, Thuillier donne à Pasteur tous les détails sur la nouvelle expérience prévue.[44] Elle aura lieu à huit kilomètres de Packisch, à Borschütz, où le charbon est inconnu, sur deux cents brebis mères et autant d'agneaux. Après la seconde vaccination vingt témoins et une trentaine de vaccinés seront ramenés à Packisch "afin d'y subir l'épreuve de l'inoculation virulente." Durant dix jours, à Borschütz, toute mort sera considérée comme "imputable au charbon spontané. [. . .] Demain j'inocule un mouton avec la culture que vous m'avez envoyée: son sang servira à l'inoculation des moutons de la première expérience."

Du 30 avril au 8 mai, Pasteur se rend à Aubenas où une grande manifestation est organisée en l'honneur de la sériciculture. Pasteur y "est reçu comme on ne reçoit pas les princes."[45] Il se rend ensuite à Nîmes et Montpellier. Durant l'absence du Maître, de Paris, Thuillier adresse ses comptes rendus à Chamberland. Le 5 mai, il lui relate tous les soins qu'il a pris pour préparer la vaccination virulente, avec du sang d'un mouton mort la veille et qu'il avait vu mourir, car, de partout, on lui propose du sang charbonneux qu'il ne juge pas à l'état de pureté.[46] Il écrit plus librement à Chamberland et raconte qu'il a pris une chambre chez une dame qui "a plus que l'âge canonique" et, plus loin: "Les mœurs berlinoises sont étonnantes. J'aurais de drôles d'his-

which cannot be evaluated beforehand. [. . .] Do not fear for our ultimate success. [. . .] If it is a matter of expenses, pay them. You have my authorization."

On the same day, Pasteur sent a letter to State Counsellor Beyer formally requesting that a new experiment be planned.[41] He would then send to Thuillier "vaccines appropriate for breeds that are a bit more susceptible than ours. This will be easy, since the range of the vaccine is in a way continuous."

On April 27 Thuillier wrote to Pasteur: "I am furious with myself when I think that if I had not asked for the addition of the fat ewes I would probably have had only strong fevers and no deaths."[42] He mentioned some edema in the oxen. He had learned that for the virulent vaccination in Packisch a vaccine obtained through passage on sheep was prepared, and he asked Pasteur if he must do the passage on guinea pigs. In the first case, "I shall inoculate only with blood from a sheep that I saw die." On the 29th, he announced that the inoculation would be made on May 6 in Packisch, where the commission would meet on the 9th to "ascertain the results."[43] The commission accepted the vaccine from Pasteur's culture and the ministry gave its agreement to the repetition of the experiment. From two to three hundred sheep were to be inoculated, but only thirty or forty of them would receive the virulent inoculation, with fifteen or twenty controls. Thuillier asked if he should choose two-month-old lambs. He asked that in the shipment of the first vaccine for three hundred sheep as many syringes as tubes be sent "in order to avoid any impurity." He planned to do the first vaccination of the second series on May 6, at the same time as the virulent vaccination for the first experiment. Previously, on May 2, Thuillier had provided Pasteur with all the details of the new planned experiment.[44] It would take place eight kilometers from Packisch, at Borschütz, where anthrax was unknown, using two hundred mother ewes and as many lambs. After the second vaccination, twenty controls and thirty vaccinates would be brought back to Packisch "to be subjected to the test of virulent inoculation." Any death occurring at Borschütz within the next ten days would be considered as "attributable to spontaneous anthrax. [. . .] Tomorrow I will inoculate a sheep with the culture

toires à vous conter. Berlin n'est pas une résidence gaie, et si je n'avais de quoi m'occuper, si je n'étais pas fumeur et si je n'aimais pas la bière, j'y serais déjà mort d'ennui certainement." Puis, le 7 mai, il lui annonce que, la veille, il a inoculé du vaccin virulent aux vingt-deux moutons vaccinés et aux vingt-cinq témoins, ainsi qu'á six boeufs vaccinés et à six témoins.[47] Vingt-quatre heures après, "6 moutons témoins sont déjà morts, charbonneux. Ces moutons sont d'une *susceptibilité* étrange." Il note que le temps est très chaud et orageux. Il donne le tableau des températures des moutons vaccinés. Thuillier passe la nuit, du 7 au 8 mai, à Berlin pour y prendre les deux boîtes de vaccins que lui a adressées Chamberland et repart aussitôt pour Packisch. Dès son retour, nouvelle lettre: "j'ai trouvé 23 témoins morts."[48] A l'autopsie, il constate un "charbon caractérisé. Effet produit énorme," écrit-il. Le fermier de Packisch, ayant perdu de nombreux boeufs (il doit labourer avec des chevaux). Thuillier propose de vacciner tous les boeufs restants. Il nes amènera à Borschütz, où il n'y a pas de charbon contagieux, en garantissant les animaux. "L'effet produit sera immense. Rien n'inspire confiance comme la confiance. Si nous ne garantissons pas, nous avons l'air de douter nous-mêmes." Il termine ainsi: "Croyez bien que tous mes soucis sont pour la réussite des expériences et non pour les distractions qu'en cherchant beaucoup je pourrais peut-être finir par découvrir dans ce pays, triste entre tous. Cachés au fond du laboratoire, vous êtes bien tranquilles, tandis que moi, quand une malheureuse bête a l'air de baisser un peu la tête, je vois tous les yeux aller de la tête de la bête à la mienne et réciproquement. Je vous assure que le manège n'est guère amusant. Et c'est bien pis quand il me faut conduire le deuil des bêtes vaccinées et mortes de ma main et prononcer sur leur tombe un discours sur la réceptivité (la susceptibilité de Roux). Naturellement le vulgaire n'y voit rien." Il ajoute que la nouvelle expérience commencera le mercredi 10.

La lettre suivante, du 13 mai, est adressée à Pasteur, de Berlin. "La seconde expérience est commencée"; elle n'a lieu que sur des brebis et des agneaux transportés de Packisch à Borschütz, divisés en deux lots. Le premier comprend 128 mères et leurs 123 agneaux et le second 128 mères et leurs 103 agneaux. Le

that you sent me. His blood will be used for the inoculation of the sheep in the first experiment."

From April 30 to May 8 Pasteur was in Aubenas, where an important ceremony was held in honor of the silkworm breeding. Pasteur "is received there better than any prince."[45] He then went to Nîmes and Montpellier. During the absence of his master from Paris, Thuillier addressed his requests to Chamberland. On May 5 he informed him of the care he was taking to perform the virulent vaccination with blood of a sheep that had died the day before, and which he had seen dying, since offers of anthrax blood that he did not consider pure came from everywhere.[46] He wrote more freely to Chamberland and told him that he was staying in the apartment of an old lady who "is more than ancient" and further, "The ways of Berliners are quite astonishing, and I will have some amusing stories to tell you. Berlin is not a very lively town, and if I were not busy, and did not smoke and like beer, I would surely have died of boredom." Then, on May 7, he wrote that the day before he had inoculated twenty-two vaccinated sheep and twenty-five controls, and six vaccinated oxen and six controls, with virulent vaccine.[47] Twenty-four hours later "6 control sheep have already died of anthrax." These sheep present an "unusual *susceptibility*." He noted that the weather was very hot and stormy. He gave the temperature record of the vaccinated sheep. Thuillier spent the night of May 7 in Berlin collecting the two boxes of vaccines that Chamberland had sent, and returned to Packisch immediately. Following his return, he wrote: "I found 23 dead controls (sheep)."[48] On autopsy he noted a "typical anthrax. Tremendous effect produced." Since the farmer of Packisch had already lost so many oxen that he was having to plough with horses, Thuillier offered to vaccinate all of the remaining oxen. He planned to bring them to Borschütz, where there was no contagious anthrax, and he wished to guarantee to the owner that the animals would not be lost. "The impression produced would be great. Nothing inspires confidence more than confidence. If we do not offer this protection, we seem to doubt ourselves." He concluded: "Be assured that my every thought is for the success of the experiments, and not for the pastimes that I could perhaps find, eventually, if I

premier lot, désigné par le sort, a été vacciné, le 10 mai de onze heures à midi, sauf quinze mères et quinze agneaux qui serviront à la troisième vaccination virulente. La seconde vaccination est fixée au 20 mai. Il donne ensuite un tableau des températures des animaux vaccinés. Il relate à nouveau la vaccination virulente de Packisch et la mort des témoins. "La Commission a été stupéfaite du résultat. Elle est maintenant édifiée sur la virulence des cultures de Paris et sur leur pureté."[49] Le 15 mai, Thuillier accuse réception d'une lettre de Pasteur du 13 mai, dont nous n'avons pas trace, et lui envoie la traduction de l'article du Conseiller d'État Beyer, où le rapporteur de la Commission relate les circonstances des vaccinations de Packisch, en concluant ainsi: "L'inoculation selon la méthode Pasteur sera ainsi incontestablement démontrée comme moyen efficace et pratique de préserver les animaux domestiques du charbon."[50] Le 17 mai, Beyer envoie à Pasteur le même article en exprimant ses "félicitations bien sincères touchant le résultant brillant des expériences."[51] Ce même jour, Pasteur adresse à Thuillier une lettre conservée à l'Université d'Alabama: "Vous recevrez après demain le 2ème. vaccin pour tous vos animaux et j'ai bonne confiance qu'il se comportera bien, même pour les agneaux qui sont, décidément, plus susceptibles que les moutons" et Pasteur répète: "Ayez donc bonne confiance. Je vous félicite des bons résultats de la fin de la 1ère. expérience," et il annonce l'envoi de "4 tubes du 2ème. vaccin en cas de bris de l'un d'eux; un autre suit du 1er. vaccin pour les 100 boeufs."[52] Pasteur avait noté: "Ne craignez pas de multiplier vos lettres ou télégrammes à la suite de l'opération"; aussi, le 19 mai, Thuillier annonce-t-il que la seconde vaccination aura lieu le 20 et la vaccination virulente le 30. "Pour complaire à tout le monde 5 mères, 5 agneaux et 5 témoins seront inoculés par sang; 5 mères, 5 agneaux, 5 témoins par culture."[53] De Borschütz, Thuillier télégraphie les 22, 23, 24, 25 et 26 mai; le 25 les "Températures baissent," le 26 "Tout va bien."[54]

Pasteur, le 27 mai, annonce l'envoi du second vaccin pour les cent boeufs et un "tube de culture très virulente" en insistant: "La culture virulente que vous allez recevoir est des plus virulentes. Ne mettez pas une dose exagérée quoique suffisante. Il faut qu'elle tue tous les témoins."[55] Mais cependant par lettre du

looked long enough, in this saddest of all countries. Hidden in the depths of your laboratory, you have no worries, whereas I, when a poor animal seems to lower its head a little, see all eyes going from the head of the animal to mine and back again. I can assure you that this situation is not amusing. And it is all the worse when I must lead the mourning for vaccinated animals that have died by my hand, and must make a speech at the grave about their receptivity, (the touchiness of Roux). Naturally, most people don't notice anything." He added that the new experiment would start on Wednesday the 10th. The following letter of May 13 was addressed to Pasteur from Berlin. "The second experiment has begun."[49] It involved only ewes and lambs transported from Packisch to Borschütz and divided in two groups. The first group comprised 128 mothers and their 123 lambs, the second 128 mothers and their 103 lambs. The first, chosen at random, was vaccinated on May 10, from 11 a.m. to noon, except for the fifteen mothers and fifteen lambs that were to be used for the third virulent vaccination. The second vaccination was scheduled for May 20. He then sent a temperature record of the vaccinated animals and again described the virulent vaccination of Packisch and the death of the controls. "The commission was amazed by the results. They are now convinced of the virulence and purity of the cultures from Paris." On May 15 Thuillier acknowledged a letter from Pasteur of May 13 (whereabouts unknown), and sent him the translation of the article by State Counsellor Beyer in which the reporter for the commission described the circumstances of the vaccinations in Packisch, concluding: "Inoculation according to the Pasteur method should thus be demonstrated as unquestionably an effective and practical means for protecting domestic animals from anthrax."[50] On May 17 Beyer sent the same article to Pasteur expressing his "most sincere congratulations for the brilliant results of the experiment."[51] On the same day Pasteur sent to Thuillier a letter, now in the University of Alabama collection; "After tomorrow you will receive the 2nd vaccine for all of your animals and I am confident that it will have the desired effect, even for the lambs, which are certainly more susceptible than the sheep," and Pasteur repeated, "Be confident, therefore. I congratulate you

28, Thuillier annonce la mort d'une brebis vaccinée, "alors que le succès semblait assuré."[56] Il retourne immédiatement à Borschütz, mais la putréfaction est déjà trop avancée et il ne peut faire un diagnostic sérieux. Une autre bête a de la température et il joint le tableau des températures des vaccinés. Pasteur, dans sa lettre du 26, ayant remarqué que Thuillier avait quitté Borschütz trop tôt, celui-ci lui écrit, le 29: "je ne pouvais faire autrement, devant inoculer ce jour-là un mouton à Berlin pour avoir du sang frais."[57]

Confiants dans la méthode de Pasteur, de nombreux propriétaires de troupeaux ayant demandé que soient vaccinées leurs bêtes, Thuillier écrit qu'il leur donne le prospectus explicatif et les renvoie à Boutroux qui, en France a la charge de la vente du vaccin.[58] Le samedi, il partira en visitant quelques villes et s'arrêtera chez sa mère à Amiens. Il sera à Paris, le lundi 12 juin.

De Packisch, le 1er juin, Thuillier annonce le succès de l'expérience. "Tous les témoins sont morts de 24 à 40 heures après l'inoculation." Cependant, un agneau vacciné est mort. L'autopsie révèle que c'est du charbon. "Je ne puis comprendre sa mort qu'en admettant que l'intervalle de 10 jours entre la dernière vaccination et l'inoculation virulente était qq. fois [quelquefois] insuffisant," constate l'expérimentateur.[59] Suit le tableau des températures des 31 mai et 1er juin, des moutons vaccinés. Il envoie trois dépêches.[60] Celle du 2 juin confirme: "Tous les témoins, un agneau vacciné morts, réinoculation prématurée." Le 3: "Survivants vont bien, vais à Packisch," et le 5 "Pars demain soir." Une lettre du 5 juin annonce: "Les animaux sont bien portants."[61] Le lendemain, il y aura sept jours depuis la dernière inoculation: "Je pense," écrit-il, "qu'il sera inutile de rester plus longtemps et mon intention est de partir mardi 6." Une dernière dépêche: "Thuillier parti."[62] Thuillier a accompli sa mission.

Les 22 et 23 juin,[63] Müller écrit à Pasteur et envoie un compte rendu officiel et les rapports rédigés par chacun des membres de la Commission des expériences de Packisch et de Borschütz.[64] Ils sont conservés au Musée Pasteur, ainsi que des traductions de tirages à part des articles parus dans la presse germanique. Par la suite Müller adressera les comptes-rendus de nouvelles expériences effectuées dans d'autres domaines. Le succès de la méthode

on the good results at the end of the 1st experiment," and he reported the shipment of "4 tubes of the 2nd vaccine, in case one of them should break; another package with the first vaccine for the 100 oxen follows."[52] Pasteur had noted: "Do not hesitate to send me more letters or telegrams after the inoculations," and on May 19, therefore, Thuillier wrote that the second vaccination would take place on May 20 and the virulent vaccination on the 30th. "In order to please everyone, 5 mothers, 5 lambs, and 5 controls will be inoculated with blood; 5 mothers, 5 lambs, and 5 controls with culture."[53] Thuillier wired from Borschütz on May 22, 23, 24, 25, and 26; on the 25th, "Temperatures lower," and on the 26th, "All is well."[54]

On May 27 Pasteur mentioned the shipment of a second vaccine for a hundred oxen and a "tube of highly virulent culture" and insisted: "The virulent culture that you will receive is one of the most virulent. Do not use an excessive dose; however, it must be strong enough to kill all the controls."[55] However, in a letter on the 28th Thuillier reported the death of vaccinated ewes, "at the moment when success seemed to be certain."[56] He returned to Borschütz immediately but putrefaction was too far advanced and he could not make a diagnosis. Another animal had fever and he included the temperature record of the vaccinates. Pasteur noted in his letter of the 26th that Thuillier had left Borschütz too soon. Thuillier wrote to him on the 29th: "I could not do otherwise because I had to inoculate a sheep in Berlin that day in order to have fresh blood."[57]

Numerous sheepowners, confident in Pasteur's method, had asked him to vaccinate their animals, and Thuillier wrote that he had given them the prepared statement on vaccination and referred them to Boutroux, who was in charge of selling the vaccine in France.[58] On Saturday he would leave to visit several towns. He would stop in Amiens with his mother, and he would be in Paris on Monday, June 12.

On June 1, from Packisch, Thuillier wrote announcing the success of the experiment.[59] "All the controls died between 24 to 40 hours after inoculation." However, a vaccinated lamb also died. The autopsy showed that the death was caused by anthrax. "I can understand his death only by admitting that the 10-day

pastorienne se confirme. D'autres lettres en sont un témoignage, et notamment celle de Roloff, de Berlin, du 10 septembre.[65]

Quatre lettres de Pasteur à Thuillier, datées d'Arbois les 15 et 25 août, 18 septembre et 3 octobre donnent toutes sortes d'instructions sur les divers travaux en cours au laboratoire, à Paris, à l'École Normale Supérieure.[66] Egalement d'Arbois, le 5 octobre,[67] Pasteur félicite Thuillier "de la haute distinction que vous confère le Gouvernement allemand. Ils ont bien fait de ne pas m'en gratifier. Ils se souviennent: c'est tout juste.[68] Pour vous, c'est autre chose, et je suis satisfait de ce témoignage qui montre bien qu'ils n'ont pas lieu d'être trop mécontents du résultat de votre mission. Dès que vous aurez des nouvelles de Packisch faites-les moi parvenir. Je ferai de même à votre égard. Vous avez raison; voilà l'essentiel." Puis il ajoute des conseils pour la thèse que Thuillier prépare: "Je vous engage d'y joindre l'étude de ce que devient le vaccin après l'inoculation vaccinale. Ceci vous conduira sûrement à des résultats utiles qui, joints à ceux que vous recherchez, feront une excellente thèse." Il termine en annonçant "une note du Dr. Klein* que le *British Medical* [*Journal*] m'a fait adresser." Il désire rédiger une réponse "courtoise et juste. Le Dr. Klein était vraiment tenu à faire plus et mieux." La minute de cette réponse à Hary, directeur du journal est conservée au Musée Pasteur.[69] Pasteur remercie le journaliste de lui avoir communiqué le résumé des expériences du Dr. Klein. Puis il écrit: "La découverte de l'atténuation des virus, l'utilité de ses applications, en ce qui concerne notamment le vaccin charbonneux a été depuis un an tant de fois contrôlée dans divers pays qu'il n'y a plus à revenir sur sa démonstration. Elle est acquise à la science." S'il y a des échecs, c'est à l'expérimentateur à en rechercher les motifs. Pasteur répète qu'il y a là une question d'espèces et de races. "Un vaccin qui vaccine des lapins, vaccine mal ou très peu les moutons." Puis le savant ajoute de sa main: "Les souris et les cobayes ne peuvent servir à éprouver des vaccins de moutons. [...] Quant à la conclusion de la note à laquelle je réponds, je la trouve plus

---

* Le Dr. Klein a publié, en 1878, à Londres un travail concernant le rouget du porc qu'il dénomme la "Pneumo-entérite du Porc." Klein prétend en avoir isolé le microbe responsable. En 1882, Pasteur démontra que Klein s'était trompé en attribuant la maladie à ce microbe.

46

interval between the last vaccination and the virulent inoculation was somehow insufficient," the investigator reported. The temperature record of the vaccinated sheep for May 31 and June 1 followed. He sent three cables.[60] That of June 2 confirmed: "All controls, one vaccinated lamb dead, premature reinoculation." On the 3rd: "Survivors doing well. Going to Packisch." And on the 5th: "Leave tomorrow evening." A letter of June 5 reported: "The animals are fine."[61] The next day would be the seventh day since the last inoculation. "I think," he wrote, "it should be unnecessary for me to stay here any longer, and I intend to leave on Tuesday, the 6th." A final cable: "Thuillier gone."[62] Thuillier had accomplished his mission.

On June 22 and 23,[63] Müller wrote to Pasteur and sent an official report and the reports[64] written by each commission member on the Packisch and Borschütz experiments. The reports are preserved at the Musée Pasteur, along with translations of reprints of articles published in the German press. Müller later sent reports of new experiments performed on other estates. The success of Pasteur's method was confirmed. Additional correspondence bears witness to this, particularly a letter of Dr. Roloff from Berlin on September 10.[65]

Four letters from Pasteur to Thuillier, dated August 15 and 25, and September 18 and October 3, from Arbois, gave different instructions on the various works current in the laboratory at the Ecole Normale Supérieure in Paris.[66] Also from Arbois, on October 5,[67] Pasteur congratulated Thuillier "for the high distinction that the German government has conferred on you. They did well not to offer it to me. They remember: it is proper.[68] For you, it is another matter, and I am satisfied with this clear indication that they are not displeased with the results of your mission. As soon as you have news from Packisch, please let me know. I shall do the same for you. You are right; this is the main thing." Then he went on to give advice concerning the thesis that Thuillier was preparing: "I advise you to add the study concerning the fate of the vaccine after vaccinal inoculation. This will certainly lead you to useful results which, together with those of your other investigations, will make an excellent thesis." He ended by saying he would send Thuillier "a note

que sage. Il ne faut pas introduire le vaccin charbonneux dans un pays où le charbon ne sévit pas. C'est l'évidence même."

Le 2 novembre, le ministre de l'agriculture, Lucius, adresse ses remerciements et félicitations à Pasteur.[70] Koch lui-même devra s'incliner devant la méthode pastorienne d'atténuation des cultures.

Aussi bien en Hongrie qu'en Allemagne, Thuillier ne manque pas de profiter de ses voyages pour observer tout ce qu'il voit et qui intéresse ses recherches. Pasteur, le 15 avril 1882, ne lui avait-il pas écrit: "Prenez force notes sur tout ce que vous voyez. Instruisez-vous le plus possible pour nous transmettre le fruit de vos observations et de votre instruction."[71] Le Ministre de l'agriculture à Berlin fait ouvrir à Thuillier tous les instituts afin qu'il se rende compte des méthodes en vigueur dans le pays.

En Allemagne, tout d'abord, Thuillier s'informe de Koch dont les contradictions avaient incité Pasteur à organiser les expériences de Packisch. Dès sa première lettre, datée de Berlin, le 6 avril 1882, Thuillier note: "Mr. Beyer m'a expliqué que Koch ne faisait pas partie de la commission parce que le Gesundheitsamt dont il est membre est une institution de l'empire allemand, tandis que l'expérience est faite par le royaume de Prusse et qu'on ne confond jamais le royaume et l'empire. D'après les conversations le livre de Koch n'est pas en grande admiration."[72] Le 12 avril, le jeune savant annonce à son maître: "Vous recevrez probablement ces jours ci la nouvelle d'une grande découverte de Koch. Elle date du 24 mars, mais l'imprimé n'en est pas encore paru. C'est l'étiologie de la tuberculose" et il en donne un résumé, décrivant les "bâtonnets."[73] Koch, ajoute-t-il, "les caractérise nettement par un procédé de coloration particulier" et minutieusement il le décrit ainsi que la méthode de culture du *bacillus* et d'inoculation aux animaux. Puis il note qu'à la fin de son mémoire, Koch déclare qu'il "s'est occupé seulement de l'étiologie et qu'il laisse à d'autres le soin de tirer de son travail des résultats thérapeutiques." Après cette lecture, indique Thuillier "je n'ai pu résister au désir de voir ces choses. Mr. Koch m'a reçu ce matin, montré ses préparations qui sont très nettes [. . .]. J'ai voulu voir l'installation de ses animaux qui est très saine. Je n'ai trouvé rien qui ouvre la porte aux objections, sauf peut-être son mode de

from Dr. Klein that the *British Medical [Journal]* has sent me."*
Pasteur wanted to write a "courteous and correct [answer]. Dr.
Klein really should have done more and better work." The rough
draft of this reply to Hary, director of the journal, is preserved
at the Musée Pasteur.[69] Pasteur thanked the journalist for having
sent him the summary of Dr. Klein's experiments. He wrote:
"The discovery of attenuation of viruses and the usefulness of
its applications, particularly in relation to the anthrax vaccine,
have been verified so many times in the past year in different
countries that it is not necessary to demonstrate it again. It belongs to science." If there were failures, it was the duty of the
investigator to seek the reasons. Pasteur repeated that there was
still the problem of species and breeds. "A vaccine that vaccinates rabbits vaccinates sheep poorly or very weakly." Then
the scientist added in his own handwriting: "Mice and guinea
pigs cannot be used to test sheep vaccines. [. . .] As to the conclusion of the note that I am answering, I find it more than wise.
We must not introduce anthrax vaccine into a country where
the disease is not found; this is obvious."

On November 2 the minister of agriculture, Lucius, sent his
thanks and congratulations to Pasteur.[70] Even Koch had to accept Pasteur's method of culture attenuation.

In Hungary as well as in Germany Thuillier never failed to
take advantage of the opportunity to observe anything of interest
related to his researches. On April 15, 1882, Pasteur wrote:
"Make many notes, record everything you see. Find out as much
as possible in order to be able to give us the fruit of your observations and knowledge."[71] The minister of agriculture opened
all institutes in Berlin to Thuillier, so that he could observe the
methods being used in that country.

In Germany, Thuillier asked first for contact with Koch,
whose public statements against Pasteur had led Thuillier's master to organize the experiments in Packisch. In his first letter
from Berlin, on April 6, 1882, Thuillier noted: "M. Beyer ex-

---

* In 1878 Dr. Klein published in London a study on swine fever, which he
called "Pneumo-enteritis of Swine." Klein claimed to have identified the
causative microbe. In 1882, however, Pasteur demonstrated that Klein had
been mistaken in attributing the disease to this microbe.

culture. Ses cultures répétées ne permettent pas d'affirmer l'elimination de la semence originelle, parce que la culture sur un témoin solide s'étend fort peu et qu'on recueille la récolte à l'endroit même où on a déposé la semence. Mais ce n'est pas une grosse objection. Il a un microscope de Zeiss à immersion avec un système d'éclairage particulier,"[74] et il le décrit en détails. Il termine ainsi: "Ma visite a duré une heure et il n'a pas été question de charbon. Mr. Koch n'est pas aimé de ses collègues." Son protecteur, "fort méprisé," est le médecin de Bismarck. "Son protégé Mr. Koch endosse une partie du mépris porté à son protecteur; de plus, ayant toujours vécu dans une petite ville de Posen [sic], loin des centres scientifiques, il est un peu rustique et ignorant du langage parlementaire." Le 18 avril [75] Thuillier constate que la réponse de Bouley[76] à l'article de Koch, critiquant Pasteur, est arrivée à Berlin. "Cet article fait plus que jamais des expériences de Packisch une partie engagée contre Mr. Koch" et il se félicite de la présence de Virchow dans la Commission "devant lequel Mr. Koch lui-même devra s'incliner."

Puis Thuillier note que la prophylaxie de la rage est également étudiée la-bas. Le 24 avril il écrit: "J'ai appris, mais très indirectement, que Mr. Müller avait essayé l'inoculation de la salive dans les veines de chiens et avait donné la rage. Je crois que ce n'est pas Mr. Müller; il ne fait guère de recherches. Mais quelqu'un a dû le faire: le vétérinaire qui me l'a dit ne pouvait pas l'avoir inventé. On m'a dit aussi que Koch étudiait les cerveaux enragés avec sa méthode de coloration, mais qu'il n'avait rien fait connaître."[77]

Enfin Koch semble admettre la méthode pastorienne. Le 27 avril Thuillier écrit "que Mr. Koch croyait maintenant à la possibilité des atténuations et qu'il avait commencé des expériences dans ce sens."[78]

plained to me that Koch was not a member of the commission, because the Gesundheitsamt, of which he is a member, is an institution of the German Empire, whereas the experiment is being performed for the Prussian kingdom—and the kingdom and the empire are not to be confused. Judging from conversations I have heard, Koch's book is not greatly admired."[72] On April 12 the young scholar wrote to his master: "You will probably receive one of these days news of Koch's great discovery. It is dated March 24, but has not yet been printed. It concerns the etiology of tuberculosis," and he gives a resume describing the "rodlets."[73] He added that Koch "characterizes them precisely, using a special staining method"; Thuillier described the method accurately, as he did Koch's technique of culturing the bacillus and his method of inoculating animals. Thuillier then noted that at the end of the report Koch declared that he "dealt only with the etiology and that he was leaving to others the possibility of deducing therapeutic possibilities from his work." After reading this paper, Thuillier indicated: "I could not resist the desire to see these things. M. Koch received me this morning and showed me his preparations, which are quite clear [. . .]. I wanted to see his animal quarters, which are very clean. I did not find anything to criticize except, perhaps, his method of culture. His repeated cultures do not allow one to be sure that the original seed has been eliminated, since the culture on a solid control spreads out very little and the harvest is taken at the very place where the seed was deposited. But this is not a major criticism. He has a Zeiss microscope with immersion, and a special lighting system,"[74] which Thuillier described in detail. He ended: "My visit lasted only an hour and we did not discuss anthrax. M. Koch is not liked by his colleagues." His patron, "very unpopular," is Bismarck's physician. "His protégé, M. Koch, shares some of the contempt in which his protector is held. Furthermore, having always lived in a small town of Posen [sic], far away from the scientific centers, [Koch] is a bit of a rustic and is ignorant of the parliamentary language." On April 18, Thuillier stated that Bouley's answer to Koch's article criticizing Pasteur had arrived in Berlin.[75,76] "This article makes the Packisch experiments seem more than ever a direct competition with M. Koch," Thuillier

11 *Rouget du Porc*

Pasteur concurremment à ses recherches sur le charbon étudiait l'étiologie des maladies contagieuses et notamment le mal, appelé rouget du porc, qui décimait les porcheries.[79] Il semble que ce soit le vétérinaire de Bollène, Achille Maucuer, qui, connaissant les travaux du savant et inquiet des ravages causés dans le Vaucluse par le rouget, ait, dès 1877, attiré l'attention du savant sur ce mal.[80] Pasteur lui demande alors l'envoi de quelques publications sur ce sujet, car, lui écrit-il: "Fort étranger aux connaissances vétérinaires, je cherche dans un dictionnaire les mots *le rouget* et je ne trouve rien pas même cette dénomination.[81] Mais Pasteur n'aborde pas alors l'étude de cette maladie car, note-t-il: "J'ai commencé par le charbon sous toutes ses formes; je veux pousser jusqu'au bout l'étude de cette affection. Les ressources de mon laboratoire et l'assistance dont je dispose ne me suffiraient plus si je devais mener de front des recherches sur les maladies épizootiques qui ont sévi cette année sur les troupeaux de votre département."[82]

Cependant, dès 1881, après la célèbre expérience de Pouilly-le-Fort, Pasteur s'attaque à cette étude et délègue Chamberland[83]

wrote; he was happy that Virchow was on the Commission—Virchow before whom "even M. Koch will have to bow."

Thuillier then noted that the prevention of rabies was also being studied there. On April 24, he wrote: "I learned, but quite indirectly, that M. Müller had tested the inoculation of saliva in the veins of dogs and had produced rabies. This does not sound like M. Müller; he does not do research. But somebody must have done it. The veterinarian who told me this could not have invented it. I was also told that Koch was studying rabid brains, using his staining method; but that he has not communicated anything."[77]

Ultimately, Koch seemed to accept Pasteur's method, and on April 27, Thuillier could write "that M. Koch now believed in the possibility of attenuations and that he had begun experiments in this direction."[78]

II *Swine Fever*

Simultaneously with his researches on anthrax, Pasteur was studying the etiology of contagious diseases, particularly that of the disease called swine fever, which decimated the pig farms. Apparently the veterinarian of Bollène, Achille Maucuer, who was acquainted with the work of Pasteur and concerned about the ravages caused in the Department of Vaucluse by swine fever, brought this disease to the attention of the scholar in 1877.[79,80] Pasteur then asked him for some publications on this subject: "Very ignorant about veterinary matters, I looked in a dictionary for 'rouget' [swine fever], and I could not even find the word."[81] But Pasteur did not begin to investigate this disease immediately because: "I have begun the study of anthrax in all its forms; I want to pursue the study of this disease to the end. The finances of my laboratory and the staff I have at my disposal would not be sufficient if simultaneously I had to perform research on the epizootic disease that afflicted the cattle of your department this year."[82]

In 1881, however, following the famous experiment of Pouilly-le-Fort, Pasteur began a study [of swine fever] and sent Cham-

à Bollène mais les recherches furent alors infructueuses. En août suivant, c'est l'expédition d'un premier porc, par Maucuer que Pasteur remercie. "Il est arrivé dans de très bonnes conditions pour servir à des inoculations" et déjà, annonce-t-il: "deux porcelets de deux mois et 6 mois ont été inoculés: deux porcelets pareils ont mangé des débris du porc mort. Aucun de ces quatre porcelets n'a pris la maladie à un degré quelconque. C'est à reprendre. En attendant permettez-moi de vous demander si les jeunes porcs sont atteints de l'affection, sinon n'aurions-nous pas dû préférer des porcs d'un an au moins pour cette recherche?"[84]

Le 16 septembre 1881, Thuillier qui, nous l'avons vu, est alors en Hongrie, écrit à son maître: "Ces Messieurs m'ont demandé si je voulais des chevaux et des porcs. J'ai refusé. Il paraît qu'on perd ici beaucoup de porcs de ce qu'ils appellent l'anthrax: chez les adultes la maladie se manifeste par une rougeur des faces internes des cuisses, chez les jeunes par une rougeur de tout le corps. On semble ici regarder cette maladie comme identique au charbon. J'aurai, m'a-t-on dit, l'occasion d'en voir."[85] Cette lettre se croise avec celle de Pasteur, du 17 septembre, qui étudie alors la fièvre jaune à Bordeaux, et conseille à son disciple d'étudier la maladie des porcs et de les vacciner.[86] Ce que ne manque pas de faire Thuillier qui, le 12 octobre 1881, écrit à Pasteur: "Après renseignements, la maladie des porcs est le rouget."[87]

Avec sa ténacité habituelle, Pasteur poursuit ses recherches en ce sens. Au printemps suivant, il envoie son disciple, Thuillier, dans la Vienne, et c'est au Peux[88] que le 15 mars 1882, Thuillier isole le microbe du rouget: l'*erysipelothrix physiopathiae* (aujourd'hui *insidiosa*), controuvant Klein et son *bacillus* de la pneumo-entérite du porc. Thuillier poursuit les expériences sur ce mal au laboratoire de l'Ecole Normale, à Paris. Aussi, dès son arrivée à Berlin, écrivant à Pasteur, le 6 avril 1882, le jeune savant s'inquiète: "Je suis très anxieux de connaître le résultat de vos inoculations du petit organisme des porcs."[89] Il ne manque pas là-bas de rechercher ce mal; le 24 avril, il indique: "J'ai eu l'occasion de voir à Packisch un cas de rouget (Rothlauf) sur une truie grosse. Mr. Oemler, vétérinaire très estimé ici et faisant force inoculations m'a dit n'avoir jamais trouvé les bacillus de Klein et n'avoir réussi la transmission que par inoculation sous cuta-

berland[83] to Bollène; but the research conducted at that time was fruitless. The following August Maucuer sent the first swine and Pasteur thanked him: "It arrived in very excellent condition to be used for inoculations," and already, he annnounced, "two piglets of two months and six months old have been inoculated; two similar piglets have eaten the rest of the dead swine. None of the four young piglets acquired the disease to any degree. It must be done again. In the meantime let me ask if young swine are affected by the disease; if they are not, would it not be better to use swine at least one year old for this research?"[84]

On September 16, 1881, Thuillier who, as we know, was then in Hungary, wrote to his master: "These gentlemen asked if I would like to have horses and swine. I refused. They apparently lose many swine to what they call anthrax. In adults the disease appears as a redness of the inner side of the thigh; in young animals, as a redness over the whole body. Here they seem to consider this disease the same as anthrax. They have told me that I will certainly have an opportunity to see some."[85] This letter crossed that of September 17 from Pasteur who at that time was studying yellow fever in Bordeaux.[86] He advised his disciple to study the swine disease and to vaccinate the animals. This Thuillier did, writing Pasteur on October 12, 1881: "Upon further investigation I find that the swine disease is swine fever."[87]

With his usual tenacity, Pasteur pursued his research in this direction. The following spring he sent his disciple Thuillier to the Department of Vienne and at Peux,[88] on March 15, 1882, Thuillier isolated the microbe of the swine fever: *erysipelothrix physiopathiae* (today *insidiosa*), in contradiction to Klein and his *bacillus* of pneumo-enteritis of swine. Thuillier continued his experiments on the disease in the laboratory of the Ecole Normale, in Paris. Therefore, as soon as he arrived in Berlin the worried scholar wrote to Pasteur, on April 6, 1882: "I am very anxious to learn the result of your inoculations with the small organisms of swine."[89] He did not fail to look for this disease there. On April 24 he mentioned: "I had an opportunity at Packisch to see a case of swine fever (Rothlauf) in a pregnant sow. M. Oemler, a highly esteemed veterinarian who is doing a lot of inoculations here, told me that he had never found the

née sur le porc. Ce matin 2 autres porcs étaient malades. La maladie règne avec intensité dans toute l'Allemagne."[90] Le 29 avril 1882, voyant que son séjour à Berlin se prolonge plus que prévu, il indique: "J'ai laissé dans l'étuve, sur la tablette la plus élevée du mur mitoyen avec la grande salle du laboratoire, qq. flacons dans une petite boîte, laquelle porte ne pas toucher. Je vous prie de la faire retirer de l'étuve et déposer sur ma table. Ce sont des flacons de l'organisme de Lebrun et de celui des porcs du Peux."[91]

Encore une fois, le succès de la méthode pastorienne se confirme et, en juin suivant, Pasteur annonce au Ministre de l'Agriculture que la vaccination charbonneuse entre dans la pratique. La Charente Maritime réclame l'extinction du rouget.

Rappelons qu'au même moment, Pasteur poursuit ses recherches sur la prophylaxie de la rage. Il y éprouve des difficultés qu'il assimilera à celles rencontrées pour l'étude du choléra des poules et du rouget du porc. Etudiant *l'érysipélothrix*, il constate que ce bacille est sans action sur les poules mais tue les lapins et les moutons. Il cherche à atténuer sa virulence et démontre que les propriétés des virus dépendent des milieux où ils vivent. Il expérimente sur diverses races de porcs et démontre que, par des passages successifs au travers du pigeon, la virulence du microbe s'exalte vis-à-vis du porc tandis qu'elle s'atténue par des passages au travers du lapin.

Le 17 octobre 1882, Pasteur peut annoncer à Maucuer: "J'étudie toujours *le rouget* et j'avance" et il lui pose toutes sortes de questions précises sur les porcs.[92] Le 4 novembre 1882, il informe Maucuer: "J'ai toujours l'intention d'aller dans le Vaucluse pour faire quelques expériences sur la maladie qui décime vos porcs. [...] Tout est à faire encore comme preuve. M. Thuillier, qui peut-être m'accompagnera, et moi, nous vaccinerons des porcs; mais il faudra attendre l'effet de l'épidémie de l'été prochain pour savoir à quoi s'en tenir sur l'efficacité de l'operation."[93] Malgré la saison avancée, la maladie sévit encore et Pasteur, le 13 novembre 1882,[94] écrit: "Nous partons demain par le rapide [...]. Je vous prie de nous retenir deux ou trois chambres. Une pour moi, une pour M. Thuillier et un jeune aide. [...] Faites en sorte, je vous prie, de connaître des porcheries plus ou moins éloignées où nous

Klein bacillus and that he had succeeded in transmitting the disease only by means of subcutaneous inoculation of swine. This morning 2 other swine were sick. The disease is widespread throughout Germany."[90] On April 29, 1882, seeing that his stay in Berlin would be longer than planned, he wrote: "I left in the incubator, on the top shelf on the wall next to the large laboratory, some bottles in a small box on which is written: do not touch. I should like them taken out of the incubator and put on my table. These flasks contain the Lebrun organism and the one from the swine at Peux."[91]

Once again the success of Pasteur's method was confirmed and in the following June Pasteur reported to the minister of agriculture that vaccination against anthrax could be put to practical use. The department of Charente Maritime requested a campaign against swine fever there.

Let us remember that it was during this same period that Pasteur was pursuing his research concerning the prevention of rabies. He encountered difficulties on this problem that he compared with those in the study of chicken cholera and swine fever. Studying the *erysipelothrix*, he observed that this bacillus had no effect on chickens but killed rabbits and sheep. He tried to attenuate its virulence and demonstrated that the properties of viruses are dependent on the media in which they live. He experimented on various breeds of swine, demonstrating that the virulence of the microbe increased as a result of successive passages through pigeons, but the virulence of the microbe is greater in swine, whereas it is attenuated as a result of successive passages through rabbits.

On October 17, 1882, Pasteur could announce to Maucuer: "I continue to study swine fever and I am making progress," and asked him several precise questions about swine.[92] On November 4, 1882, he informed Maucuer: "I still intend to go to Vaucluse to perform some experiments on the disease that is killing your swine. [. . .] Everything remains to be done by way of establishing proof. M. Thuillier, who may accompany me, and I will vaccinate your swine; but we must wait for the effects of next summer's epidemic before making a judgment as to [. . .] efficacy."[93] Though it was late in the season, the disease was still

trouverons malades et morts." Il arrivèrent en effet tous les trois avec... quatre petits porcs. Ceux-ci, originaires du Vaucluse avaient subi à Paris une vaccination et devaient être placés dans des porcheries infectées pour observer leur résistance. Pasteur, dans des lettres quotidiennes, relate à Madame Pasteur l'hospitalité reçue de la part de Mr. et de Mme Maucuer et la marche de ses expériences.[95] Il installe auprès de Bollène une porcherie expérimentale. "Du matin au soir," écrit-il, "nous pourrons voir la maladie, essayer de la donner et de la prévenir; vingt mille porcs sont morts dans le Vaucluse et ils sont encore plus nombreux dans l'Ardèche." La maladie sévit aussi dans la Vienne et le Pas-de-Calais ainsi qu'à l'étranger, en Angleterre et en Amérique particulièrement aux Etats-Unis, où 900.000 porcs sont morts en 1879.

Dès le 21 novembre, Pasteur confie à Madame Pasteur: "le rouget n'est plus à beaucoup près aussi obscur." Mais le lendemain: "les choses s'embrouillent et se débrouillent peu à peu et c'est bien ainsi que les expériences marchent [...] j'entrevois le succès." Le 26, il estime que huit à dix jours sont encore nécessaires "pour qu'on puisse dire que la maladie est connue dans la nature de son microbe" et "qu'elle peut être conjurée par une vaccination dont l'immunité sera de longue durée et plus que suffisante pour la pratique." Il pense qu'il aura assez de données pour continuer les recherches et décide de rentrer à Paris le 5 décembre.

Cependant, de Bollène, dès le 3 décembre 1882, Pasteur adresse à Jean-Baptiste Dumas* une communication à présenter à l'Académie des Sciences. Pasteur y affirme, en son nom et au nom de son disciple Thuillier, que le mal rouge des porcs est dû à un microbe spécifique, facilement cultivable. Inoculé, il amène promptement la maladie et la mort. En l'inoculant, sous une forme atténuée, il a rendu le porc réfractaire à la maladie mortelle. Pasteur estime qu'au "printemps prochain, la vaccination par le microbe virulent du rouget atténué deviendra la sauvegarde des porcheries." Il ne manque pas de rendre hommage à Maucuer qui avait attiré son attention sur ce mal.[96]

* Jean-Baptiste Dumas, Professeur de Chimie à la Sorbonne, et Secrétaire perpétuel de l'Académie des Sciences.

widespread, and on November 13, 1882, Pasteur wrote: "We are leaving tomorrow morning by express train [. . .]. Please reserve two or three rooms for us. One for me, one for M. Thuillier and a young helper. [. . .] Please inquire about hog farms in the vicinity where we can find diseased and dead animals."[94] They indeed arrived, all three, with—four little pigs. These animals, born in Vaucluse, had been vaccinated in Paris and now had to be resettled on farms with infected pigs so that their resistance could be observed. In daily letters Pasteur told Mme Pasteur of the hospitality of M. and Mme Maucuer and of the progress of his experiments.[95] He established an experimental hog farm near Bollène. "From morning to evening," he wrote, "we can observe the disease, trying to transmit it and to prevent it; twenty thousand swine died in the Vaucluse, and the deaths are even more numerous in Ardèche." The disease was also widespread in the Vienne and the Pas-de-Calais, as well as in foreign countries such as England and America—and especially in the United States, where 900,000 swine died in 1879.

On November 21, Pasteur wrote Mme Pasteur: "The swine fever is no longer as obscure as it was." But on the next day: "Things are confused and clear up little by little, and it is so that the experiments advance [. . .]. I catch a glimpse of success." On the 26th he thought that eight or ten days would still be necessary "in order to say that the nature of the disease's microbe is known" and "that it can be prevented by a vaccination that will give immunity of long duration and be more than sufficient for practical use." He thought that he had enough data to continue his research and decided to go back to Paris on December 5.

However, on December 3, Pasteur sent (from Bollène) a communication to Jean-Baptiste Dumas,* for presentation at the Académie des Sciences. Pasteur asserted in his own name, and in the name of his disciple Thuillier, that the swine fever was related to a specific and easily cultured microbe. Inoculation of swine with this microbe induced disease and rapid death. But swine inoculated with an attenuated culture of the microbe became resistant to the deadly disease. Pasteur estimated that "by

* Jean-Baptiste Dumas, professor of chemistry at the Sorbonne, and permanent secretary of the Académie des Sciences.

Cette correspondance, échangée avec Maucuer, qui était restée inédite, nous renseigne sur les recherches de Pasteur à propos des différentes races de porcs dont la réceptivité est très variable. Les noirs, originaires du pays, sont plus résistants mais leur élevage était délaissé en faveur de celui des blancs, d'origine anglaise ou asiatique, qui s'infectent plus fréquemment mais qui engraissent plus rapidement.

Après ce séjour à Bollène des relations amicales s'étaient instaurées entre le savant et son disciple et la famille Maucuer. Le 9 janvier 1883, Pasteur renouvelle ses "remerciements de votre bonne et gracieuse hospitalité." Il s'inquiète de la santé de Madame Maucuer. Il la conseille: "Ménagez-vous seulement, chère Madame, et prenez à l'entrée de l'hiver qui devient rigoureux, ce semble, des précautions contre le froid. Monsieur Thuillier, lui aussi, se croit trop vaillant. Personne ne doit se croire en état de tout braver quand il s'agit de la santé. Bref, il a été passer près de ses parents les congés du jour de l'an et il y est encore retenu présentement pour une indisposition mal caractérisée. Pourvu que ce ne soit pas la fièvre typhoïde toujours régnante à Paris, mais heureusement toujours bénigne!" Puis il continue en donnant force détails minutieux sur les porcs inoculés, lors de son passage à Bollène.[97]

Le 23 janvier, Thuillier est toujours retenu par sa santé à Amiens. Pasteur note: "Je crois que vous feriez grand plaisir à Mr. et à Mme Maucuer en leur donnant des nouvelles de votre santé. Priez également Mme votre mère de nous en donner à nous-mêmes. De nouveau je vous invite à ne pas vous préoccuper et à vous reposer le temps nécessaire à un rétablissement complet de votre indisposition. Nous allons tous bien et il n'y a ici rien de bien nouveau."[98] Pasteur exprime sa satisfaction, le 30 janvier: "J'ai reçu votre lettre avec grand plaisir. Un certain mystère planait sur votre sort. Madame votre mère m'avait rassuré par un mot précis au sujet de votre mal. C'est donc avec grand plaisir que j'ai revu votre écriture. Votre absence se prolongeant, j'ai [...] repris le rouget" et il donne le détail de ses expériences.[99] Le 21 mars 1883, Pasteur envisage de se rendre, fin avril: "dans le Vaucluse avec M. Thuillier et Adrien [Loir] essayer d'en finir avec le rouget."

spring, vaccination with the virulent microbes of attenuated swine fever will be the salvation of the hog farms." He did not neglect to pay homage to Maucuer, who had called his attention to the disease.[96]

This correspondence with Maucuer, which until now has been unpublished, tells us of Pasteur's research concerning the varying degrees of susceptibility in different breeds of swine. The blacks, from the Bollène region, were more resistant, but their breeding was neglected in favor of that of the whites, of English or Asiatic origin, which became infected more frequently but gained weight faster.

After this stay in Bollène, a close friendship existed between the scholar and his wife and the Maucuer family. On January 9, 1883, Pasteur repeated his thanks "for your good and gracious hospitality." He was concerned about the health of Mme. Maucuer, and he advised her: "Take care of yourself, dear Madame, and take precautions against cold at the beginning of winter—which is becoming severe, so it seems. M. Thuillier is also overly sure of his fitness. No one should believe that he can resist everything, when health is concerned. Anyway, Thuillier went to the New Year holiday with his parents, and he is still detained there with an undiagnosed illness. I hope it is not typhoid fever, which still is raging in Paris but is, fortunately, benign!" The letter continues with detailed information about swine that had been inoculated during his stay in Bollène.[97]

On January 23, Thuillier was still confined by his illness in Amiens. Pasteur wrote: "I think you would please M. and Mme Maucuer greatly by sending them news of your health. Please ask your mother to do the same for us, also. Again, I urge you not to worry and to rest until you recover completely from your ailment. We are all fine, and there is nothing new here."[98] On January 30 Pasteur expressed his satisfaction: "I received your letter with great pleasure. A certain mystery surrounded your fate. Your mother had sent a detailed letter reassuring me about your illness. It is with great pleasure, therefore, that I have seen your handwriting again. Your absence continuing, I got back to work on the swine fever"—and provided details about his experiments.[99] On March 21, 1883, Pasteur wrote that at the end of

Au printemps, le 7 avril 1883, c'est d'Arbois, que Pasteur donne toutes sortes d'indications sur les inoculations à faire, il ajoute: "Dites-moi ce que vous aurez fait et les grandes lignes des résultats pour que je me tienne à jour. J'ai reçu de nouvelles lettres pressantes sur le rouget qui commence à paraître sur divers points."[100] Enfin le 9 mai, Pasteur écrit à Maucuer: "Après bien des retards causés par la maladie de M. Thuillier, [. . .] nous voici enfin en mesure d'éprouver un vaccin contre le mal rouge." Il estime que le vétérinaire de Bollène est capable de commencer des vaccinations si la maladie saisonnière est déjà apparue dans le Vaucluse; mais il insiste pour que tout soit minutieusement noté: insuccès, accidents, leurs causes. . . . "surtout un ordre parfait."[101] Fin mai, il approuve Maucuer d'attendre encore pour commencer les vaccinations car certains sont malades. Pasteur s'interroge: ont-ils "pris un rouget spontané?" Ayant renoncé à se rendre en Vaucluse fin avril, comme prévu, il avait envoyé Adrien Loir à Bollène poursuivre les expériences, mais il le fait rappeler par dépêche, car il a beaucoup de travail. Que Loir "ne fasse que de prendre des renseignements, voir nos porcs et revenir promptement" et il annonce l'expédition de "six porcs vaccinés, race blanche, à placer où sévit le rouget."[102]

Puis, le 4 juin 1883, voici un aperçu sur le caractère de Thuillier, généralement fort peu disert: "La lettre de Mme Maucuer à M. Adrien [Loir] écrit Pasteur, était fort amusante et spirituelle et elle a même déridé M. Thuillier." Puis en post-scriptum autographe de Thuillier: "M. Pasteur m'autorise à rouvrir sa lettre pour vous prier de nous envoyer une douzaine de porcs de la race blanche à courtes soies, si vous trouviez un lot de 18 à 20 envoyez-le. Mes respects à Mme Maucuer et à vous mes amitiés" et, après sa signature: "O! homme de peu de foi!"[103]

D'Arbois, le 19 juillet 1883, Pasteur demande des précisions à Thuillier sur les vaccinations en cours. Il voudrait que tout soit bien précisé si Thuillier s'absente pour deux mois: "je serai fort ennuyé de vous voir partir ainsi que Roux, vous à cause du rouget, Roux à cause de la rage."[104]

Encore à Arbois, le 20 août, Pasteur interroge Maucuer: "Avez-vous eu le rouget là où vous avez placé des porcs vaccinés, retour de Paris? Comment se sont comportés ces derniers? Ont-ils résisté auprès des témoins morts, si témoins morts il y a

April he planned to go "to Vaucluse with M. Thuillier and Adrien [Loir] to try to complete the research on red fever."

In Spring, on April 7, 1883, Pasteur wrote from Arbois, sending all sorts of instructions on the planned inoculations: "Let me know what you have done and the gist of your results so that I may be kept up-to-date. I have received new and urgent letters concerning the swine fever, which is beginning to appear in different places."[100] Finally, on May 9, Pasteur wrote to Maucuer: "After many delays, caused by the illness of M. Thuillier, we are now ready to test the vaccine against the swine disease." He considered the veterinarian in Bollène qualified to begin vaccinations if the seasonal disease had already appeared in the Vaucluse; but he insisted that everything should be carefully recorded: failures, accidents, their causes . . . "essentially a perfect order."[101] At the end of May he agreed with Maucuer that they should wait a bit longer before beginning the vaccinations, since some swine were sick. Pasteur wondered, "Did they catch a spontaneous swine fever?" Having given up his plans to go to Vaucluse at the end of April, he sent Adrien Loir to Bollène to conduct the experiments; but he soon cabled him to return because of heavy work. He told Loir: "Collect information only, see our swine, and come back quickly," and he announced the shipment of "six vaccinated swine, white breed, to be sent to a locality where swine fever rages."[102]

On June 4, 1883, there was a glimpse of the character of the usually reticent Thuillier: "The letter of Mme Maucuer to M. Adrien [Loir]," wrote Pasteur, "was very amusing and witty and it has even cheered up M. Thuillier." Then, in a postscript in the hand of Thuillier: "M. Pasteur allows me to reopen this letter to beg you to send us a dozen shorthaired swine of the white breed; if you should find a group of 18 to 20, send it. My respects to Mme. Maucuer and my friendly regards to you," and after the signature: "Oh! Men of little faith!"[103]

From Arbois on July 19, 1883, Pasteur asked Thuillier for details about the vaccinations then underway. He wished all of the facts to be set forth in precise fashion, if Thuillier was to leave for two months: "I will be rather annoyed to see you and Roux leave—you because of the swine fever, Roux because of the rabies."[104]

eu? Et les anciens? Et les parisiens d'autrefois?" Puis il annonce qu'à Arbois il a installé une petite porcherie où Loir prépare des vaccins.[105]

Le 4 septembre 1883, Maucuer, un an après les premières vaccinations, peut écrire à Pasteur: "Les heureux effects de la vaccination deviennent tous les jours de plus en plus évidents [...]. Pas un vacciné ne succombe [...]. C'est une réussite complète."[106]

Cependant, Pasteur expérimente encore avant d'entreprendre officiellement les vaccinations. Une note autographe de Pasteur, du 13 octobre 1883, mentionne des expériences faites à Angoulême, à Tours, en Charente et à Mareuil en Dordogne... Il atténue le virus mais il veut "approprier les vaccins aux races."[107]

Le 26 novembre 1883, comme il l'avait prévu le 4 décembre 1882, Pasteur peut présenter à l'Académie des Sciences, un mémoire intitulé: *La vaccination du rouget des porcs à l'aide du virus mortel atténué de cette maladie*.[108] Tout d'abord Pasteur avait présenté, comme il le fait pour tous les problèmes qu'il aborde, l'historique de la question. Nouvel exemple de la place que le savant réservait aux Lettres et à l'Histoire. Puis il affirme: "Le rouget épizootique, même le plus violent, peut-être prévenu par des inoculations du virus virulent atténué." Et l'on connaît le bel éloge qu'il fit de son jeune disciple Thuillier, qui venait de disparaître, à l'âge de 27 ans, première victime de la microbiologie, foudroyé, en quelques heures, par le choléra qu'il étudiait en Egypte.

Le 11 juillet 1883, Pasteur avait fait un rapport devant le Comité consultatif d'hygiène publique de France.[109] Le choléra avait éclaté en Egypte et Pasteur proposait l'envoi d'une mission dans le but de faire des recherches "sur la nature intime du mal." Mais conscient du danger pour les chercheurs, Pasteur demande "qu'un certain nombre de précautions hygiéniques" leur soient enjointes "par écrit, avant leur départ." Pasteur avance les noms de "MM. Roux et Thuillier, très exercés à la recherche des microbes dans les maladies," accompagnés de Straus et Nocard. Pasteur estime "tout ce qu'il y a d'honorable de dévouement patriotique dans l'empressement avec lequel M. Nocard et ses collègues ont accepté d'aller vivre en plein foyer épidémique, ex-

On August 20, still in Arbois, Pasteur questioned Maucuer: "Do you have swine fever where you put the vaccinated swine, which were returned from Paris? How did these behave? Were they resistant among dead controls, if you have dead controls? And the old ones and the Parisians of old?" Then he mentioned that at Arbois he had established a small swine farm, at which Loir was preparing vaccines.[105]

One year after the first vaccinations, on September 4, 1883, Maucuer could write to Pasteur: "Every day the happy effects of the vaccination become more evident . . . Not one vaccinated animal dies . . . It is a complete success."[106]

However, Pasteur continued his investigations before officially beginning the vaccinations. A note in Pasteur's handwriting, from October 13, 1883, mentioned experiments conducted at Angoulême, Tours, in Charente, and at Mareuil, in Dordogne . . . He attenuated the virus, but he wanted to "adapt the vaccines to the breeds."[107]

On November 26, 1883, as he had predicted on December 4, 1882, Pasteur could present before the Académie des Sciences an essay entitled: *The Vaccination of the Swine Fever with an Attenuated Deadly Virus of this Disease*.[108] As he did for all problems he studied, Pasteur first presented the historical background of the question. This is a new indication of the position that the scholar reserved for Letters and History. Then he stated: "The epizootic swine fever, even the most violent, can be prevented by inoculations of attenuated virulent virus." And we know of the handsome praise he gave to his young disciple Thuillier, who had just died at the age of twenty-seven, the first martyr of microbiology, felled in a few hours by cholera, the disease he had gone to Egypt to study.

On July 11, 1883, Pasteur had made a report before the Consultant Committee of Public Hygiene of France.[109] Cholera had appeared in Egypt, and Pasteur proposed that a mission be sent to perform research "on the intimate nature of the disease." But conscious of the danger for scientists, Pasteur requested "that a certain number of hygienic precautions" be given to them "in writing before their departure." Pasteur suggested the names of "Roux and Thuillier, who are experienced in microbial research,"

posés aux causes les plus actives de la contagion cholérique."[110] D'Arbois, jusqu'à leur départ, Pasteur continue à suivre les expériences de Thuillier sur le rouget, dans tous leurs détails: "Il serait urgent, au cas surtout où vous quitteriez Paris pour deux mois, que vous fassiez un résumé relatif à tous les faits du rouget," et il étudie la possibilité d'une publication puis la remet pour le retour de Thuillier . . . Pasteur note: "Tout en désirant votre départ pour l'Egypte, car je n'ai aucune crainte que vous ne sachiez pas vous garantir de tout danger, si vous voulez bien suivre la lettre et l'esprit des prescriptions que je vous ai laissées, je serai fort ennuyé de vous voir partir ainsi que Roux, vous à cause du rouget, Roux à cause de la rage."[111]

D'après une lettre du Docteur Roux à Duclaux,* la mission prit la mer le jeudi 6 août.[112] L'on sait que Thuillier qui, d'autre part, faisait des recherches sur la peste bovine, passa le 17 septembre vingt minutes au lazaret pour recueillir du sang de boeuf atteint de cette maladie. Or, dans cette même salle étaient morts des cholériques. Le lendemain à 3h. du matin, il fut pris d'une syncope; à 7h. il n'y avait plus aucun espoir de le sauver. Il s'éteignit le lendemain, 19 septembre à 7 h. du matin. Pasteur, dont Roux a été à même de "connaître la délicatesse de son coeur et d'éprouver sa bonté protectrice," fut douleureusement frappé de cette disparition brutale.[113] Pasteur écrit à Maucuer: "Vous qui avez été le témoin de son courage et de sa valeur personnelle mieux que d'autres vous comprenez l'immense perte de la Science et du pays et quelle doit être ma douleur. J'avais pour lui tant d'estime et d'affection! [. . .] Sa mort a été glorieuse, héroïque. Que ce soit notre consolation."[114]

Le 25 septembre, Pasteur s'interroge sur cette mort si rapide: "Hélas! pourquoi ce cher et vaillant Thuillier ne peut-il s'associer à la joie du succès [. . .]. Le croiriez-vous? Ce matin une lettre de M. Straus, *écrite le 18* me dit: nous allons tous bien, et la dépêche de la mort de M. Roux est *du 19* à 7 h. du matin. Le cas a-t-il été assez foudroyant?"[115] Encore, en 1887, rappelant leur séjour commun à Bollène, Pasteur écrit: "Je songe à ce pauvre Thuillier [. . .]. Ce cher jeune homme de tant d'avenir, si labo-

* Emile Duclaux, collaborateur de Pasteur, puis directeur de l'Institut Pasteur.

to be accompanied by Straus and Nocard. Pasteur was grateful "for the honorable feelings and patriotic devotion evinced in the eagerness with which M. Nocard and his colleagues agreed to live in the middle of an epidemic exposed to the most active causes of choleric contagion."[110] From Arbois until their departure Pasteur continued to follow in all the details of Thuillier's experiments on swine fever. "It would be urgent, especially if you should leave Paris for two months, that you prepare a summary of all the facts concerning swine fever," and he considered the possibility of a publication, but delayed it for the return of Thuillier . . . Pasteur noted: "Though desiring that you depart for Egypt (because I am confident that you know how to protect yourself from all danger, if you will but follow exactly both the letter and spirit of the instructions I have given you), I will be rather annoyed to see you and Roux leave—you because of the swine fever, Roux because of the rabies."[111]

In a letter to Duclaux,* Dr. Roux wrote that the mission sailed on Thursday, August 6.[112] We know that on September 17 Thuillier, who was also doing research on cattle plague, spent twenty minutes at the quarantine station, collecting blood from an ox afflicted with this disease. As it happened, some oxen had died of cholera in the same room. At 3 a.m. the following day he collapsed; by 7 a.m. there was no hope that he would recover. He died at 7 a.m. the next day, September 19. Pasteur, of whom Roux was able "to know the delicacy of his heart and to benefit from his protective goodness," was sadly affected by this sudden death.[113] Pasteur wrote to Maucuer: "You, who were a witness to his courage and his personal value, will understand better than others the immense loss to Science and the country, and the extent of my grief. I felt such esteem and affection for him! [. . .] His death was glorious, heroic—let this be our consolation."[114]

On September 25, Pasteur wondered at the rapidity of Thuillier's death: "Alas! Why could not the dear and courageous Thuillier share in the happiness of the success that you foresee. Would you believe it? This morning a letter from M. Straus,

* Emile Duclaux, one of Pasteur's co-workers and later director of the Pasteur Institute.

rieux, que nous aimions comme un fils et que la science embrasait d'un feu intérieur si pur et si désintéressé!"[116]

Une lettre, conservée au Musée Pasteur, rend un bel hommage à la modestie du jeune savant. Maucuer lui ayant soumis le texte d'une conférence, Thuillier répond, le 31 décembre 1882: "Je reçois seulement votre manuscrit; je vous le renvoie singulièrement émondé. Je vous en demande pardon, mais, nous autres gens du Nord nous considérons les éloges excessifs (quoique très justes si vous le voulez) comme des injures. L'original aurait fort à faire pour ressembler au tableau. On a d'ailleurs assez à faire sans chercher à s'idéaliser. Je vous permettrais de dire certains passages supprimés sur ma tombe, mais de mon vivant jamais."[117]

Hélas, moins d'un an après, Maucuer aurait pu faire l'éloge du jeune savant sur sa tombe!

RÉFÉRENCES *

1. R. Vallery–Radot, *La Vie de Pasteur*. Paris, Hachette, grand-in-8°, Pasteur, *Oeuvres*, réunies par Pasteur Vallery–Radot, Paris, Masson, VII vol. (le charbon, t. VI) in-4°. Pasteur, *Correspondance*, réunie et annotée par Pasteur Vallery–Radot, Paris, Flammarion, in-8°, IV volumes (1881, vol. III).
2. *Comptes–Rendus de l'Académie des Sciences*, 1881, XCII, pp. 1378–1383. Reproduit en *Oeuvres*, *op. cit.*, VI, 350.
3. Pasteur, cité par Pasteur Vallery–Radot en: *Les plus belles pages de Pasteur*. Paris, Flammarion, in-8°, p. 339.
4. Musée Pasteur, N°s 17.639 à 17.997.
5. Musée Pasteur, Lettres inédites, 10.559 et 10.560.

* Les lettres inédites, reproduites dans le présent ouvrage, sont suivies d'un chiffre placé entre parenthèses (exemple: reference 9: "[N°s 1 et 2]").

written on the 18th, tells me: We are all right, and the cable announcing the death, sent by M. Roux, is dated *the 19th* at 7 a.m. Didn't the disease strike like lightning?"[115] And in 1887, recalling their stay together in Bollène, Pasteur wrote. "I think of poor Thuillier [. . .]. This beloved young man, with such a future, so hardworking, whom we loved like a son, and in whom science had ignited such a pure and noble inner fire!"[116]

A letter at the Musée Pasteur pays wonderful homage to the modesty of the young scholar. When Maucuer submitted to him the text of a proposed speech, Thuillier answered on December 31, 1882: "I have just received your manuscript. I am returning it to you, with a great number of alterations. I beg your pardon, but we people from the North consider excessive praise (though it may be appropriate if you wish) as insulting. The subject would be hard put to live up to your description. Moreover, we have enough to do without trying to idealize ourselves. I would allow you to utter certain of the suppressed passages at my grave, but never while I am living."[117]

Alas, it was to be within less than a year that Maucuer might have read his unedited tribute to the young scholar over his grave!

REFERENCES *

1. R. Vallery–Radot, *La Vie de Pasteur*. Paris, Hachette, in-8; Pasteur, *Oeuvres*, collected by Pasteur Vallery–Radot, Paris, Masson, 7 volumes (le charbon, T. 6), in-4. Pasteur, *Correspondance*, collected and annotated by Pasteur Vallery–Radot, Paris, Flammarion, in-8, 4 volumes (1881, Vol. III).
2. *Comptes–Rendus de l'Académie des Sciences*, 1881, XCII, 1378–1383. Reproduced in *Oeuvres, op. cit.*, VI, 350.
3. Pasteur cited by Pasteur Vallery–Radot in: *Les plus belles pages de Pasteur*. Paris, Flammarion, in-8, p. 339.
4. Musée Pasteur, Nos. 17,639 to 17,997.
5. Musée Pasteur, Unpublished letters Nos. 10,559 and 10,560.

* Materials included in the present work are cited in brackets (e.g., in reference 9: "[Nos. 1 and 2]").

6. C. Chamberland, *Charbon et vaccination charbonneuse, d'après les travaux de M. Pasteur*. Paris, Tignol, 1883, in-8°.

7. R. Vallery-Radot, *La Vie de Pasteur, op. cit.*, Pasteur, *Oeuvres, op. cit.*, Pasteur, *Correspondance, op. cit.*

8. Vente Hôtel Drouot, 10 mai 1957; Catalogue, N°s 73 et 74.

9. Musée Pasteur, N°s 10.540 et 10.541 [N°s 1 et 2].

10. Vente Hôtel Drouot, 10 mai 1957. Catalogue, N° 75.

11. Musée Pasteur, N° 10.541 [No. 2].

12. Musée Pasteur, N° 10.542 [N° 3].

13. Vente Hôtel Drouot, 10 mai 1957, Catalogue N° 77.

14. *Correspondance, op. cit.*, III, 258.

15. Vente Hôtel Drouot, 10 mai 1957. Catalogue N° 78.

16. *Correspondance*, III, 260.

17. Musée Pasteur, N° 10.543 [N° 4].

18. Musée Pasteur, N° 10.543 [N° 4].

19. Musée Pasteur, N° 10.544 [N° 5].

20. Musée Pasteur, N° 10.545 [N° 6].

21. Musée Pasteur, N° 10.547 [N° 7].

22. Musée Pasteur, N° 10.546 [N° 8].

23. Chamberland, *op. cit.*, pp. 205–208.

24. Musée Pasteur, N° 10.551.

25. Musée Pasteur, N° 10.550.

26. Musée Pasteur, N° 10.548.

27. *Oeuvres, op. cit.*, VI, 735.

28. Musée Pasteur, N° 10.561.

29. Musée Pasteur, N° 10.536 [N° 28].

30. Musée Pasteur, N° 10.537.

31. Musée Pasteur, N° 10.524.

32. Musée Pasteur, N° 10.497 [N° 9].

33. Musée Pasteur, N° 10.498 [N° 10].

34. Fille de Marie-Louise Pasteur et de René Vallery-Radot.

35. Université d'Alabama, N° 5078/5401 [N° 11].

36. Musée Pasteur, N° 10.499 [N° 12], publiée en *Correspondance, op. cit.*, III, 277.

37. Université d'Alabama, N° 5078/5402 [N° 13].

38. Musée Pasteur, N° 10.500 [N° 14].

39. Université d'Alabama, N° 5078/5403 [N° 15].

40. *Correspondance, op. cit.*, III, 277, et Université d'Alabama N° 5078/5404 [N° 16].

41. Musée Pasteur, N°s 10.525 [N° 17] et 10.526.

42. Musée Pasteur, N° 10.501 [N° 18].

43. Musée Pasteur, N° 10.502 [N° 19].

44. Musée Pasteur, N° 10.503 [N° 20].

45. *Correspondance, op. cit.*, III, 279.

46. Musée Pasteur, N° 10.504 [N° 21].

6. C. Chamberland. *Charbon et vaccination charbonneuse d'après les travaux de M. Pasteur*. Paris, Tignol, 1883, in–8.

7. R. Vallery–Radot, *La Vie de Pasteur*, *op. cit.*; Pasteur, *Oeuvres*, *op. cit.*, Pasteur, *Correspondance*, *op. cit.*

8. From a letter sold at Hôtel Drouot, May 10, 1957. Catalogues No. 73 and 74.

9. Musée Pasteur, Nos. 10,540 and 10,541 [Nos. 1 and 2].

10. From a letter sold at Hôtel Drouot, May 10, 1957. Catalogue No. 75.

11. Musée Pasteur, No. 10,541 [No. 2].

12. Musée Pasteur, No. 10,542 [No. 3].

13. From a letter sold at Hôtel Drouot, May 10, 1957. Catalogue No. 77.

14. *Correspondance*, *op. cit.*, III, 258.

15. From a letter sold at Hôtel Drouot, May 10, 1957. Catalogue No. 78.

16. *Correspondance*, III, 260.

17. Musée Pasteur, No. 10,543 [No. 4].

18. *Ibid.*

19. Musée Pasteur, No. 10,544 [No. 5].

20. Musée Pasteur, No. 10,545 [No. 6].

21. Musée Pasteur, No. 10,547 [No. 7].

22. Musée Pasteur, No. 10,546 [No. 8].

23. Chamberland, *Charbon . . .* , *op. cit.*, pp. 205–208.

24. Musée Pasteur, No. 10,551.

25. Musée Pasteur, No. 10,550.

26. Musée Pasteur, No. 10,548.

27. *Oeuvres*, *op. cit.*, VI, 735.

28. Musée Pasteur, No. 10,561.

29. Musée Pasteur, No. 10,536 [No. 28].

30. Musée Pasteur, No. 10,537.

31. Musée Pasteur, No. 10,524.

32. Musée Pasteur, No. 10,497 [No. 9].

33. Musée Pasteur, No. 10,498 [No. 10].

34. Daughter of Marie–Louise Pasteur and René Vallery–Radot.

35. University of Alabama, No. 5078/5401 [No. 11].

36. Musée Pasteur, No. 10,499 [No. 12] published in *Correspondance*, *op. cit.*, III, 277.

37. University of Alabama, No. 5078/5402 [No. 13].

38. Musée Pasteur, No. 10,500 [No. 14].

39. University of Alabama, No. 5078/5403 [No. 15].

40. *Correspondance*, *op. cit.*, III, 277, and University of Alabama No. 5078/5404 [No. 16].

41. Musée Pasteur, Nos. 10,525 [No. 17] and 10,526.

42. Musée Pasteur, No. 10,501 [No. 18].

43. Musée Pasteur, No. 10,502 [No. 19].

44. Musée Pasteur, No, 10,503 [No. 20].

45. *Correspondance*, *op. cit.*, III, 279.

47. Musée Pasteur, N° 10.505 [N° 22].
48. Musée Pasteur, N° 10.506 [N° 23].
49. Musée Pasteur, N° 10.507 [N° 24].
50. Musée Pasteur, N° 10.508 [N° 25].
51. Musée Pasteur, N°s 10.529 et 10.530.
52. Université d'Alabama, N° 5078/5405 [N° 26].
53. Musée Pasteur, N° 10.510 [N° 27].
54. Musée Pasteur, N°s 10.511 à 10.515 [N°s 29 à 33].
55. Université d'Alabama, N° 5078/5406 [N° 34].
56. Musée Pasteur, N° 10.516 [N° 35].
57. Musée Pasteur, N° 10.517 [N° 36].
58. Musée Pasteur, N°s 10.407, 10.478 et 10.517.
59. Musée Pasteur, N° 10.518 [N° 37].
60. Musée Pasteur, N°s 10.519 à 10.521 [N°s 38 à 40].
61. Musée Pasteur, N° 10.522 [N° 41].
62. Musée Pasteur, N° 10.523 [N° 42].
63. Musée Pasteur, N° 10.533.
64. Musée Pasteur, 10.552 à 10.554.
65. Musée Pasteur, N° 10.538, en allemand.
66. Université d'Alabama, N°s 5078/5407, 5408, 5409, 5410 [N°s 43 à 46].
67. Université d'Alabama, N° 5078/5411 [N° 47].
68. En 1871, le 18 janvier, Pasteur avait retourné à l'Université de Bonn, son diplôme de Docteur honoris causa.
69. Musée Pasteur, N°s 10.490 à 10.492 et 10.539 [N° 48].
70. Musée Pasteur, N° 10.430.
71. Université d'Alabama, N° 5078/5401 [No. 11].
72. Musée Pasteur, N° 10.497 [N° 9].
73. Musée Pasteur, N° 10.498 [N° 10].
74. Pasteur, par contre, ne disposait que de moyens de fortune, pour se protéger de la flamme de sa lampe; auprès de son microscope, il avait imaginé un écran de bois, formant guillotine. Musée Pasteur, N° 1.403.
75. Musée Pasteur, N° 10.499 [N° 12].
76. Bouley, "La nouvelle vaccination." *Revue Scientifique*, 29.10.1881., 546–550. (Musée Pasteur, 15.542)
77. Musée Pasteur, N° 10.500 [N° 14].
78. Musée Pasteur, N° 10.501 [N° 18].
79. Achille Maucuer (1843–1923). Voir: D. Wrotnowska, *Recherches de Pasteur sur le rouget du porc à Bollène.* Communication au Congrès des Sociétés Savantes, Nice, avril 1965, t. III, pp. 147–159.
80. Collection de la famille Maucuer. Lettre inédite de Joubert au Conseiller de Gaillard, 7 août 1877.
81. Collection de la famille Maucuer. Lettre de Pasteur à Maucuer, du 8.8.77.
82. Lettre citée par A. Maucuer, en A. Maucuer, *Hommage à Pasteur*, Avignon, 1895, in-8°, p. 3.

46. Musée Pasteur, No. 10,504 [No. 21].
47. Musée Pasteur, No. 10,505 [No. 22].
48. Musée Pasteur, No, 10,506 [No. 23].
49. Musée Pasteur, No. 10,507 [No. 24].
50. Musée Pasteur, No. 10,508 [No. 25].
51. Musée Pasteur, Nos. 10,529 and 10,530.
52. University of Alabama, No. 5078/5405 [No. 26].
53. Musée Pasteur, No. 10,510 [No. 27].
54. Musée Pasteur, Nos. 10,511 to 10,515 [Nos. 29 to 33].
55. University of Alabama, No. 5078/5406 [No. 34].
56. Musée Pasteur, No. 10,516 [No. 35].
57. Musée Pasteur, No. 10,517 [No. 36].
58. Musée Pasteur, Nos. 10,407, 10,478, and 10,517.
59. Musée Pasteur, No. 10,518 [No. 37].
60. Musée Pasteur, Nos. 10,519 to 10,521 [Nos. 38 to 40].
61. Musée Pasteur, No. 10,522 [No. 41].
62. Musée Pasteur, No. 10,523 [No. 42].
63. Musée Pasteur, No. 10,533.
64. Musée Pasteur, Nos. 10,552 to 10,554.
65. Musée Pasteur, No. 10,538 (in German).
66. University of Alabama, Nos. 5078/5407, 5408, 5409, and 5410 [Nos. 43 to 46].
67. University of Alabama, No. 5078/5411 [No. 47].
68. On January 18, 1871, Pasteur had returned his diploma of *Docteur honoris causa* to the University of Bonn.
69. Musée Pasteur, Nos. 10,490 to 10,492 and 10,539 [No. 48].
70. Musée Pasteur, No. 10,430.
71. University of Alabama, No. 5078/5401 [No. 11].
72. Musée Pasteur, No. 10,497 [No. 9].
73. Musée Pasteur, No. 10,498 [No. 10].
74. Pasteur, on the contrary, had only limited means to protect himself from the flame of his microscope lamp; on his own microscope he constructed a movable wooden screen, forming a shield. Musée Pasteur, No. 1403.
75. Musée Pasteur, No. 10,499 [No. 12].
76. Bouley, "La nouvelle vaccination," *Revue Scientifique* (Oct. 29, 1881), 546–550. Musée Pasteur, No. 15,542.
77. Musée Pasteur, No. 10,500 [No. 14].
78. Musée Pasteur, No. 10,501 [No. 18].
79. Achille Maucuer (1843–1923). See D. Wrotnowska, *Recherches de Pasteur sur le rouget du porc à Bollène.* Paper presented before the Congrès des Sociétés Savantes, Nice, April, 1965, III, pp. 147–159.
80. Collection of the Maucuer family. Unpublished letter from Joubert to Counsellor de Gaillard, Aug. 7, 1877.
81. Collection of the Maucuer family. Letter from Pasteur to Maucuer, August 8, 1877.

83. Edouard Charles Chamberland (1851–1908), disciple de Pasteur.

84. Musée Pasteur, N° 13.014 (15 août 1881).

85. Musée Pasteur, N° 10.540 [N° 1].

86. Hôtel Drouot, 10 mai 1957, Catalogue, N° 75.

87. Musée Pasteur, N° 10.543 [N° 4].

88. Le Peux, arrondissement de Saint–Georges–de–Baillargeaux, au nord de Poitiers (Vienne).

89. Musée Pasteur, N° 10.497 [N° 9].

90. Musée Pasteur, N° 10.500 [N° 14].

91. Musée Pasteur, N° 10.502 [N° 19].

92. Collection de la famille Maucuer.

93. Collection de la famille Maucuer [N° 49].

94. Collection de la famille Maucuer [N° 50].

95. *Correspondance*, *op. cit.*, t. III, pp. 318–333, *passim*.

96. *Comptes–Rendus de l'Académie des Sciences*, XCV, pp. 1120–1121 (1882), Reproduit en: *Oeuvres*, *op. cit.*, t. VI, pp. 524–525. Ces expériences furent aussi présentées à la Société d'agriculture de France: *Bulletin de la Société nationale d'agriculture de France*, XLII, pp. 639–643, reproduit en: *Oeuvres*, *op. cit.*, t. VI, pp. 525–527.

97. Collection de la famille Maucuer [N° 52].

98. Université d'Alabama, N° 5078/5412 [N° 53].

99. Université d'Alabama, N° 5078/5413 [N° 54].

100. Université d'Alabama, N° 5078/5414 [N° 55].

101. Collection de la famille Maucuer.

102. Collection de la famille Maucuer.

103. Collection de la famille Maucuer.

104. Université d'Alabama, N° 5078/5415 [N°56].

105. Collection de la famille Maucuer.

106. *Comptes–Rendus de l'Académie des Sciences*, XCVII, 26.11.83, pp. 1163–1169, reproduit en: *Oeuvres*, t. VI, 530, *op. cit.*

107. Passée en vente à l'Hôtel Drouot, le 3 juin 1963.

108. *Comptes–Rendus de l'Académie des Sciences*, XCVII, pp. 1163–1169, *loc. cit.*, reproduit en: *Oeuvres*, *op. cit.*, t. VI, pp. 527–534.

109. *Correspondance*, *op. cit.*, III, p. 365, en note; et *Oeuvres*, *op. cit.*, VI, p. 538.

110. *Correspondance*, t. III, p. 375.

111. Université d'Alabama, N° 5078/5415 [N° 56].

112. Musée Pasteur, N° 11.502.

113. Roux, "L'oeuvre agricole de Pasteur."–*Société nationale d'agriculture*, 22 mars 1911.

114. Collection de la famille Maucuer. Lettre du 23 septembre 1883 [N° 59].

115. Collection de la famille Maucuer [N° 60].

116. Collection de la famille Maucuer [N° 61].

117. Musée Pasteur, N° 13.017 [N° 51].

82. Letter cited by A. Maucuer in A. Maucuer, *Hommage à Pasteur.* Avignon, 1895, in-8, p. 3.

83. Edouard Charles Chamberland (1851–1908), a disciple of Pasteur.

84. Musée Pasteur, No. 13,014 (Aug. 15, 1881).

85. Musée Pasteur, No. 10,540 [No. 1].

86. From a letter sold at Hôtel Drouot, May 10, 1957. Catalogue No. 75.

87. Musée Pasteur, No. 10,543 [No. 4].

88. Le Peux, in the district of Saint-Georges-de-Baillargeaux, north of Poitiers (Vienne).

89. Musée Pasteur, No. 10,497 [No. 9].

90. Musée Pasteur, No. 10,500 [No. 14].

91. Musée Pasteur, No. 10,502 [No. 19].

92. Collection of Maucuer family.

93. Collection of Maucuer family [No. 49].

94. Collection of Maucuer family [No. 50].

95. *Correspondance, op. cit.*, t. III., pp. 318–333, *passim.*

96. *Comptes–Rendus de l'Académie des Sciences*, XCV; pp. 1120–1121 (1882), reproduced in *Oeuvres, op. cit.*, t. VI: pp. 524–525. These experiments were also presented before the Société d'Agriculture de France: *Bulletin de la Société nationale d'agriculture de France*, XLII: pp. 639–643, reproduced in *Oeuvres, op. cit.*, t. VI: pp. 525–527.

97. Collection of the Maucuer family [No. 52].

98. University of Alabama, No. 5078/5412 [No. 53].

99. University of Alabama, No. 5078/5413 [No. 54].

100. University of Alabama, No. 5078/5414 [No. 55].

101. Collection of the Maucuer family.

102. Collection of the Maucuer family.

103. Collection of the Maucuer family.

104. University of Alabama, No. 5078/5415 [No. 56].

105. Collection of the Maucuer family.

106. *Comptes–Rendus de l'Académie des Sciences*, XCVII (Nov. 26, 1883), pp. 1163–1169, reproduced in: *Oeuvres.* t. VI: p. 530, *op. cit.*

107. From a letter sold at Hôtel Drouot on June 3, 1963.

108. *Comptes–Rendus de l'Académie des Sciences*, XCVII: pp. 1163–1169, *loc. cit.*, reproduced in *Oeuvres, op. cit.*, t. VI: pp. 527–534.

109. *Correspondance, op. cit.*, III, p. 365: in note and *Oeuvres, op. cit.*, VI: p. 538.

110. *Correspondance*, t. III, p. 375.

111. University of Alabama, No. 5078/5415 [No. 56].

112. Musée Pasteur, No. 11,502.

113. Roux, "L'oeuvre agricole de Pasteur," *Société Nationale d'Agriculture* (Mar. 22, 1911).

114. Collection of the Maucuer family. Letter of Sept. 22, 1883 [No. 59].

115. Collection of the Maucuer family [No. 60].

116. Collection of the Maucuer family [No. 61].

117. Musée Pasteur, No. 13,017 [No. 51].

La Correspondance / The Correspondence

Buda Pesth, 16 sept. 1881

Cher Maître,

Je suis arrivé hier dans l'après midi: après un voyage excellent. J'ai fait la route jusqu'à Vienne avec un ingénieur des chemins de fer austro-hongrois dont les renseignements m'ont fait éviter les ennuis que mes minimes connaissances en allemand me faisaient craindre. Je suis installé au grand hôtel Hungaria, sur la rive gauche du Danube. La fenêtre de ma chambre ouvre sur le fleuve et sur les maisons de Buda qui s'élèvent en amphithéâtre sur les hautes collines de la rive droite.

Je suis allé ce matin au ministère. Monsieur de Kémeny est absent. Mais j'étais attendu. J'ai vu le sous secrétaire d'état qui m'a mis en relation avec Monsieur Màday Izidor, directeur du département de l'agriculture et avec le directeur de l'Institut Vétérinaire de Pesth. Tous deux parlent assez bien français.

Pour permettre au monde savant de Pesth de suivre les expériences, ces MM. ont insisté pour qu'elles se fissent à l'Institut Vétérinaire.

Voici dans quelles conditions cette expérience se fera: 20 moutons seront vaccinés, 20 serviront de témoins, 3 vaches et 2 veaux seront vaccinés, 3 vaches et 2 veaux serviront de témoins.

Les moutons seront placés dans une écurie donnant sur une petite cour, où personne ne pourra entrer une fois que j'en aurai les clefs. Pour préparer le vaccin j'ai trouvé une petite étuve cubique, de 0,m 20 de côté qui me suffira: je l'installerai dans une salle, où arrive le gaz, je ferai les ensemcements dans une salle voisine et personne n'entrera dans ces deux salles.

Ces Messieurs m'ont demandé si je voulais des chevaux et des porcs. J'ai refusé. Il paraît qu'on perd ici beaucoup de porcs de ce qu'ils appellent l'anthrax: chez les adultes la maladie se manifeste par une rougeur des faces internes des cuisses, chez les jeunes par une rougeur de tout le corps. On semble ici regarder cette maladie comme identique au charbon. J'aurai, m'a-t-on dit, l'occasion d'en voir.

L'expérience à Pesth ne sera donc pas bien considérable. Le ministère pensait qu'en même temps qu'on ferait l'expérience à

Buda Pesth, September 16, 1881

Dear Master,

I arrived yesterday afternoon, after an excellent trip. I travelled to Vienna with an engineer of the Austro-Hungarian railway, whose assistance helped me to avoid the troubles that my poor knowledge of German had made me fear. I am staying at the grand hotel Hungaria, on the left bank of the Danube. The window of my room looks out upon the river and the houses of Buda, which are built in tiers on the high hills of the right bank.

This morning I went to the ministry. M. de Kémeny was not there, but they were expecting me. I saw the assistant secretary of state, who introduced me to M. Màday Izidor, director of the department of agriculture and also director of the Pesth Veterinary Institute. Both speak French fairly well.

They insisted that the experiments be done at the Veterinary Institute, so that the scientists at Pesth may follow them.

Here are the conditions under which the experiment will be performed: 20 sheep will be vaccinated, 20 will be used as controls; 3 cows and 2 calves will be vaccinated, 3 cows and 2 calves will be used as controls. The sheep will be placed in a stable opening onto a small court, where no one will be able to enter once I have the keys. For preparing the vaccine, I found a small incubator, 0.20 m. square, that will suffice. I shall install it in a room where there is a gas outlet and do the seedings in the next room—no one will enter these two rooms.

These gentlemen asked if I would like to have horses and swine. I refused. They apparently lose many swine to what they call anthrax. In adults the disease appears as a redness of the inner side of the thigh; in young animals, as a redness over the whole body. Here they seem to consider this disease the same as anthrax. They have told me that I will certainly have an opportunity to see some.

The experiment in Pesth, therefore, will not be very extensive. The ministry thought that at the same time the experiment in Pesth is being done on a reduced scale, it should be performed on a larger scale in Kapuvar with 100 sheep and approximately

Pesth en petit, on la ferait à Kapuvar en grand sur 100 moutons et une trentaine de vaches: le ministère a même promis à M. de Berg de payer la moitié des frais.

Je n'ai pas voulu m'engager sans avoir reçu vos ordres. Il serait cependant possible de le faire. Kapuvar est à 12 h. environ de Pesth. Le soir de la vaccination à Pesth je pourrai partir à Kapuvar et y vacciner. On pourrait même y vacciner la moitié d'un troupeau car le charbon fait, paraît-il, beaucoup de victimes en ce moment autour de Kapuvar. J'attends votre réponse à ce sujet. Ma lettre vous arrivant lundi matin, si vous me répondez par télégramme, j'aurai votre réponse lundi soir.

Les animaux, pour l'expérience de Pesth seront achetés cet après midi; demain j'installe l'étuve et commence les cultures. Mais je ne ferai pas d'inoculation avant votre réponse.

Votre tout dévoué,

L. Thuillier

Grand Hôtel Hungaria
Buda-Pesth

2   *Thuillier à Pasteur*

Budapest, 29 sept. 1881

Cher Maître,

J'ai eu le lundi 19 audience de son Exc. le baron de Kémeny. Il m'a demandé si tout était organisé à mon gré pour l'expérience. Je lui ai répondu que les animaux n'étaient pas encore achetés, que l'impossibilité que l'on m'avait déclarée de les prendre dans des troupeaux depuis longtemps non éprouvés du charbon était regrettable, parce que, dans ces conditions, il pouvait arriver que qq. mouton mourût dans le cours des vaccinations, mais que, cette restriction faite, l'expérience conservait toute sa signification. Son Exc. m'ayant ensuite demandé si je ferai l'expérience de Kapuvar après celle de Budapesth ou concurremment, je lui répondis que vous considériez cette expérience comme abandonnée, que M. de Berg lui-même avait annoncé ne devoir pas être dans ses

thirty cows. The ministry even promised M. de Berg that it would pay half the expenses.

I did not want to commit myself without having received your instructions. However, it would be possible to do it. Kapuvar is about 12 hours from Pesth. On the evening of the vaccination at Pesth, I could leave for Kapuvar and vaccinate there. One could even vaccinate half a flock, since apparently there are many victims of anthrax around Kapuvar at this time. I shall wait for your answer concerning this problem. Since my letter will reach you Monday morning, if you answer by cable I shall have the answer Monday evening.

The animals for the Pesth experiment will be bought this afternoon. Tomorrow I shall install my incubator and start the cultures, but I will not perform any inoculations until I receive your answer.

Your very devoted,

L. Thuillier

Grand Hotel Hungaria
Buda Pesth

2   Thuillier to Pasteur

Budapest, September 29, 1881

Dear Master,

On Monday the 19th I had an audience with his Excellency Baron de Kémeny, who asked if everything for the experiment had been arranged to my liking. I replied that the animals had not yet been purchased and that I had been told that it was impossible to find animals from flocks that had been free from anthrax for a long time. I explained that this was regrettable, because under these conditions it was possible that a contaminated sheep would die during the vaccination; I further explained that, except for this restriction, the experiment would retain all its significance. His Excellency then asked whether I would perform the experiment in Kapuvar at the same time as the one in Budapest, or later. I answered that you considered the Kapuvar

terres ce mois-ci, que cependant je vous avais écrit et attendais votre réponse. Son Exc. me parla ensuite d'une épidémie de peste bovine qui régnait dans un village de la frontière autrichienne. Je lui demandai la permission de m'y rendre, qu'il m'accorda. Malheureusement l'ordre avait été déjà donné par les bureaux d'abattre tous les animaux, de sorte que je n'ai pu donner suite à cette idée.

Quand j'eus reçu votre dépêche je fus avertir le ministère que j'étais à sa disposition pour faire à Kapuvar l'expérience, concurremment avec celle de Budapesth.

EXPÉRIENCE DE BUDAPESTH

Les animaux s'étant trouvés au complet le jeudi 22, je fixai, d'accord avec le ministère, la première inoculation au vendredi 23 à 11 h. du matin, dans le nouvel Institut Vétérinaire.

Cette inoculation a été faite en présence de MM. Matlekovics, secrétaire d'Etat au ministère de l'agriculture; Mádai, directeur du département de l'agriculture: Bernolák sous-directeur au même département.

MM. les professeurs de l'Institut Vétérinaire: A. Szabó; F. Varga; L. Thanhoffer; L. Liebermann; B. Nádaskay; A. Azary; K. Czakó; et leurs assistants.

D'un certain nombre de professeurs de l'Université, parmi lesquels, MM.:

Fodor, professeur d'hygiène; Rozsahegyi, professeur agrégé d'hygiène; Korányi, prof. de médecine interne; Regéczy, prof. agrégé de physiologie; Plósz, prof. de chimie physiologique; Sehwimmer, prof. de dermatologie; Tóth, assistant de l'Université; etc. . . .

D'un certain nombre de docteurs en médecine exerçant dans la ville: MM. Dollinger, Dubay, etc. . . , d'un certain nombre de vétérinaires: MM. Kovácsi, Jakab, Grósz, etc. . . , et des élèves de l'Institut Vétérinaire.

L'expérience porte sur 60 moutons, dont 30 hongrois à grandes cornes enroulées et 30 mérinos de la sous-race dite électorale; sur 3 vaches, 3 boeufs de race hongroise blanche, museau noir, grandes cornes et 4 veaux dont un jeune buffle.

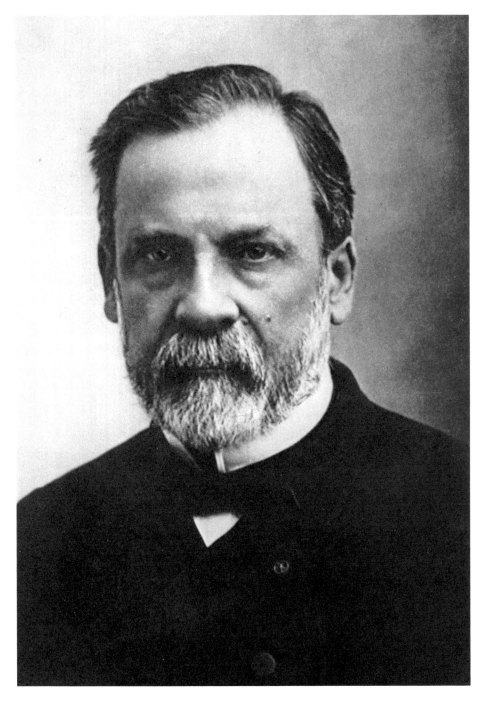

1. Photographie de Pasteur au Congrès Médical de Londres en 1881 (Musée Pasteur).

1. Photograph of Pasteur at the Medical Congress of London in 1881 (Pasteur Museum).

2. Lettre de Pasteur à Thuillier, du 9 octobre 1882 (Université d'Alabama No. 5078/5411).

2. Letter from Pasteur to Thuillier, October 9, 1882 (University of Alabama No. 5078/5411).

Sans doute. Depuis ~~que~~ ma dernière lettre, j'ai
mes l'Eclaireur. Votre confiance a bien visé
le point utile à traiter devant les membres
de ce comité. Si je ~~teste~~ [...] Stuggin
une idée qui serait peut-être bonne
à mettre en pratique de l'emprunter:
Je prête à vacciner tout un troupeau
si on vaccine en mars et avril —
sous prétexte les vaccinations du printemps
à l'automne, ne vacciner que par
moitié afin d'avoir des témoins.

Surtout il faut être constamment en
vérification de la valeur des vaccins
et en préparation de nouveaux. Ce n'est pas
aussi simple que cela semble; mais nous
y parviendrons.

Je crains bien que les [...] [...]
ne rendent d'embarras d'après les
détails de [...] entreprise. [...] [...]
de rien écrire à votre départ.

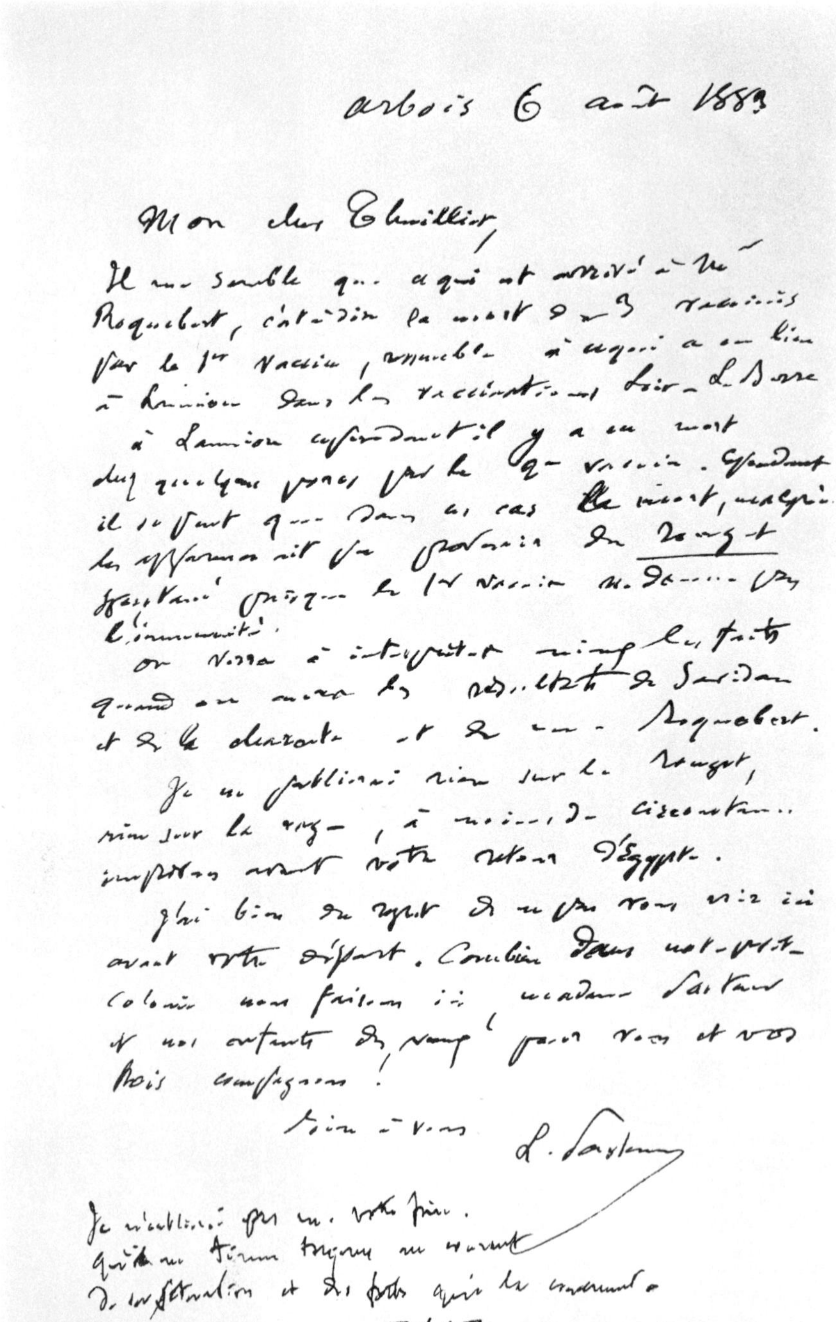

Arbois 6 août 1883

Mon cher Thuillier,

Il me semble que ce qui est arrivé à M. Roquebert, c'est-à-dire la mort de 3 vaccinés par le 1er vaccin, ressemble à ce qui a eu lieu à Lannion dans les vaccinations [illegible] à Lannion; cependant il y a eu mort depuis quelques jours par le 2e vaccin. Cependant il se peut que dans ce cas la mort, malgré les apparences, ait été provoquée du rouget spontané puisque le 1er vaccin ne donne pas l'immunité.

On verra à interpréter mieux les faits quand on aura les résultats de Sarthe et de la Charente et de M. Roquebert.

Je ne publierai rien sur le rouget, rien sur la rage, à moins de circonstances imprévues avant votre retour d'Égypte.

J'ai bien du regret de ne pas vous voir ici avant votre départ. Combien dans notre petite colonie nous faisons ici, Madame Pasteur et nos enfants des vœux pour vous et vos trois compagnons!

Tout à vous

L. Pasteur

Je n'oublierai pas M. votre père.
Qu'il ne [illegible] toujours un [illegible]
de [illegible] et des [illegible] qui le [illegible]

5417

3. Lettre de Pasteur à Thuillier, du 6 août 1883 (Université d'Alabama No. 5078/5417).

3. Letter from Pasteur to Thuillier, August 6, 1883 (University of Alabama No. 5078/5417).

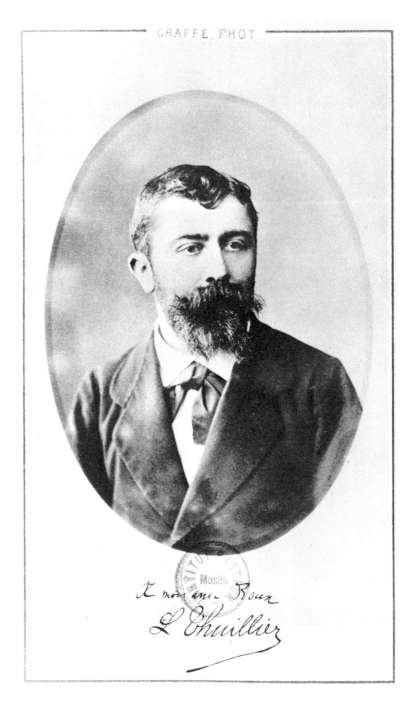

4. Photographie de Louis Thuillier, dediée au Docteur Roux et signée par Thuillier.

4. Photograph of Louis Thuillier, dedicated to Doctor Roux and signed by Thuillier.

[*Courtesy of Doctor Pierre Mercier, Director of the Pasteur Institute.*]

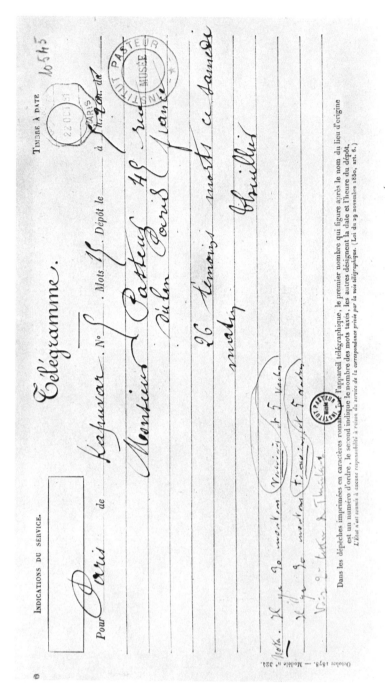

5. Photocopie du télégramme de Thuillier à Pasteur, envoyé de Kapuvar le 22 octobre 1881 (Musée Pasteur n° 10.545).

5. Photocopy of a cable from Thuillier to Pasteur, sent from Kapuvar on October 22, 1881 (Pasteur Museum No. 10,545).

Paris 31. XII. 82

Cher Monsieur

Je reçois seulement votre manuscrit, je vous
le renvoie singulièrement émondé. Je vous en
demande pardon, mais, nous autres gens du Nord
nous considérons les éloges excessifs (quoique très justes,
si vous le voulez) comme des injures. L'original
aurait fort à faire pour ressembler au tableau.
On a d'ailleurs assez à faire sans chercher à s'idéaliser.
Je vous permettrais de dire certains passages supprimés
sur ma tombe, mais de mon vivant jamais.
Et les confrères jaloux (qui n'en a pas?) viennent
bien de cela, surtout sachant que je l'ai vu
avant qu'il ne fut prononcé. Il n'y aurait plus
de puits assez profond où me jeter

6. Photocopie d'une lettre de deux pages de Thuillier
à Maucuer (Musée Pasteur n° 13.017).

6. Photocopy of a letter of two pages from Thuillier
to Maucuer (Pasteur Museum No. 13,017).

Je vous permets & vous engage même à changer les phrases que j'ai alignées rapidement, mais pas le fonds. Ce mémoire me fait plaisir car vous y révélez de grands talents de conférencier. Vous savez lancer & conduire une période à effet. J'en serais fort en peine.

Pardonnez moi encore une fois mes ratures, agréez mes respects en capité & croyez moi

bien à vous

L. Thuillier

Quant à vos idées sur les parentés du rouget & de la fièvre typhoïde humaine, attendez un peu pour les publier. Si elle existe je vous promets de vous le faire savoir en temps utile pour que vous gardiez la paternité de vos observations.

L. T.

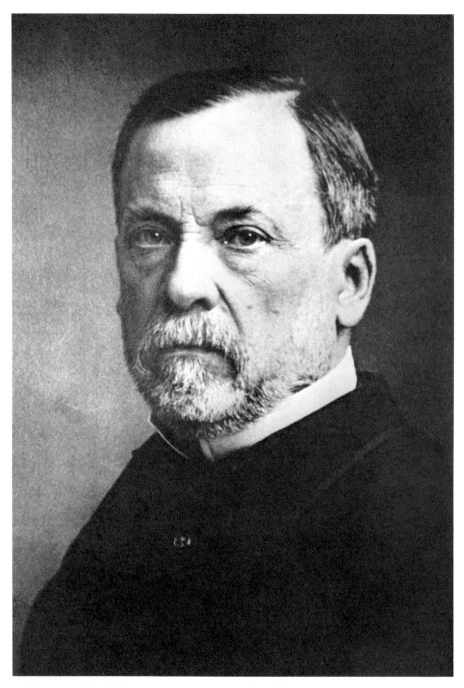

7. Photographie de Pasteur en 1884 au Congrès Médical
de Copenhague (Musée Pasteur).

7. Photograph of Pasteur in 1884 at the Medical
Congress in Copenhagen (Pasteur Museum).

Arbois (Jura) le 22 Sept. 1853.

Cher monsieur le docteur

Vous qui avez été le témoin de son
courage et de sa valeur personnelle
mieux que d'autres vous comprenez
l'immense perte de la science et du
pays et quelle doit être ma douleur.
J'avais sous lui tant d'estime
et d'affection! J'aurais été si heureux
de demander la croix pour lui!
Sa mort a été glorieuse, héroïque
que ce soit notre consolation.

Mes respects à madame le docteur,
je vous prie et à vous mes
meilleurs souvenirs

L. Pasteur

Etes-vous toujours satisfait de vos
résultats?

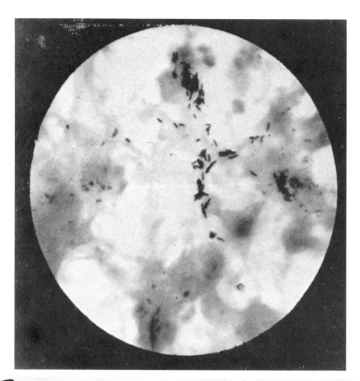

*Rouget. — Coupe de la Rate du porc n° 1 (Lannion)
Rouget Spontané. — montrant les amas de microbes irrégu-
lièrement répartis.*

9. Microphotographie d'une rate de porc atteint de rouget spontané,
réalisée avec le premier appareil de microphotographie construit par le
Dr. Roux. Le commentaire est de la main de Roux (Musée Pasteur).

9. Microphotograph of a swine spleen affected by spontaneous swine
fever, taken with the first microphotographic apparatus built by Dr. Roux.
The written legend is in the hand of Dr. Roux (Pasteur Museum).

8. Photocopie d'une lettre de Pasteur à Maucuer du
22 septembre 1883 (collection de la famille Maucuer).

8. Photocopy of a letter from Pasteur to Maucuer dated
September 22, 1883 (collection of the Maucuer family).

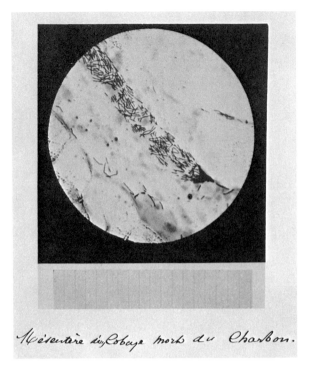

Mésentère du Cobaye mort du Charbon.

10. Microphotographie d'un mésentère de cobaye mort du charbon, réalisée avec le premier appareil de microphotographie construit par le Dr. Roux. Le commentaire est de la main de Roux (Musée Pasteur).

10. Microphotograph of a mesenterium of a guinea pig dead from anthrax, taken with the first microphotographic apparatus built by Dr. Roux. The written legend is in the hand of Dr. Roux (Pasteur Museum).

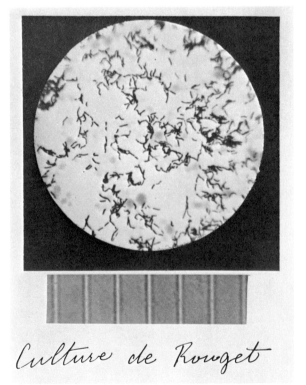

Culture de Rouget

11. Culture de rouget, photographiée avec le premier appareil de microphotographie construit par le Dr. Roux (Musée Pasteur).

11. Swine fever culture, photographed with the first microphotographic apparatus by Dr. Roux (Pasteur Museum).

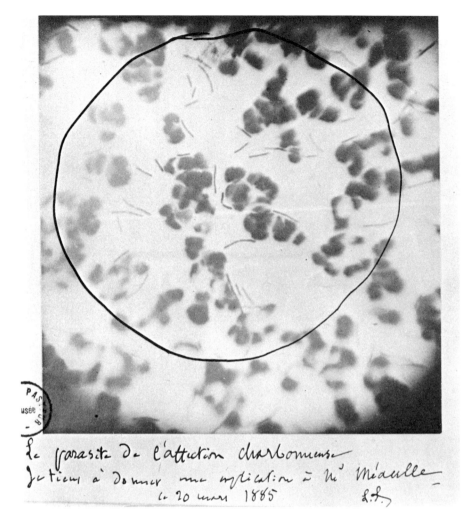

Le parasite de l'affection charbonneuse
Je tiens à donner une explication à Mr Méaulle
Le 20 mars 1885   L.P.

12. Microphotographie de la bactéridie responsable du charbon, réalisée avec le premier appareil de microphotographie construit par le Dr. Roux. Le commentaire ainsi que le cercle surajouté sont de la main de Pasteur (Musée Pasteur).

12. Microphotograph of the anthrax bacteridia, taken with the first microphotographic apparatus built by Dr. Roux. The circle and the written legend are in the hand of Pasteur (Pasteur Museum).

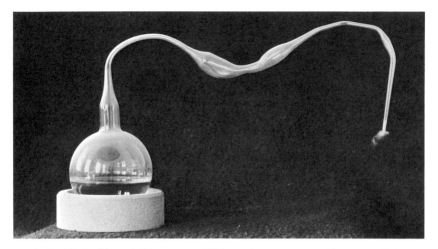

13. Ballon à double col de cygne, utilisé par Pasteur pour démontrer l'absence de génération spontannée. Il contient de l'eau de levure portée à ébullition qui est en communication directe avec l'air par le col étiré. Les poussières sont disposées le long de l'effilure. Il n'y pas eu de culture dans le liquide, qui est original (Musée Pasteur de Strasbourg. Photo Klewansky-Marché).

13. Flask with a double-curved neck, used by Pasteur to demonstrate the absence of spontaneous generation. The vessel contains boiled yeast water, which is in direct contact with air through the stretched neck. Dust collects all along the neck. No culture is present in the liquid, which is the original (Pasteur Museum of Strasbourg. Photo Klewansky-Marché).

14. Petites maquettes de liège, taillées par Pasteur et représentant la forme des cristaux qu'il étudiait à Strasbourg pour établir et préciser la notion de dissymètrie moléculaire (Musée Pasteur de Strasbourg. Photo Klewansky-Marché).

14. Little models in cork made by Pasteur and representing the form of the crystals he studied in Strasbourg in order to demonstrate molecular dissymetry (Pasteur Museum of Strasbourg. Photo Klewansky-Marché).

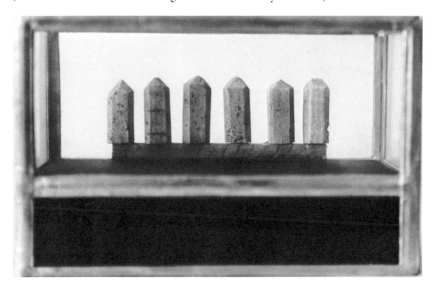

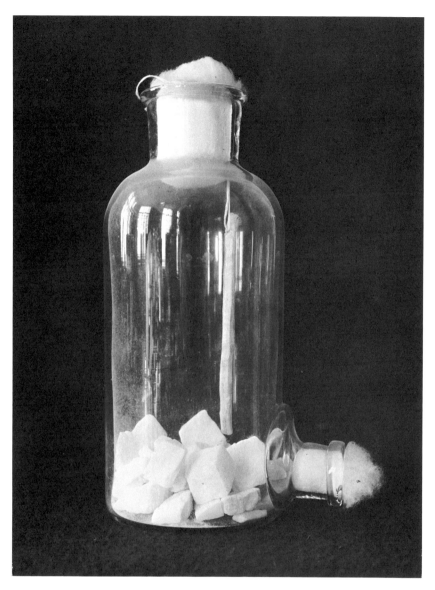

15. Flacon original de Pasteur contenant de la moëlle de lapin rabique, exposée
à l'action de l'air et à celle de cristaux de potasse. La virulence de la moëlle rabique s'atténue (Musée Pasteur de Strasbourg. Photo Klewansky-Marché).

15. Original vessel used by Pasteur containing medulla of a rabid rabbit,
exposed to the action of air and potash. The virulence of the rabid
medulla is attenuated (Pasteur Museum of Strasbourg. Photo Klewansky-
Marché).

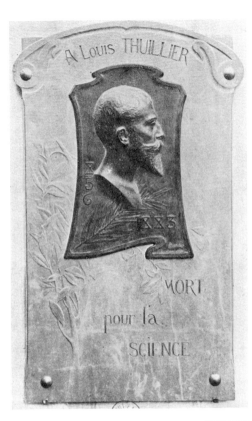

16. Plaque commemorative en souvenir de Thuillier, placée dans la galerie du premier étage de l'Institut Pasteur à Paris. Une plaque identique se trouve à Amiens.

16. Thuillier commemorative plaque located in the first floor gallery of the Pasteur Institute in Paris. There is an identical plaque in Amiens.

[*Courtesy of Doctor Pierre Mercier, Director of the Pasteur Institute.*]

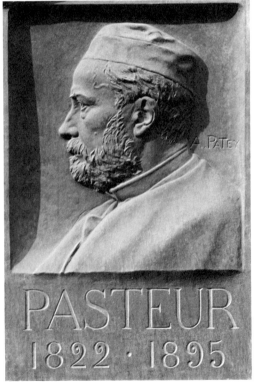

17. Plaque commémorative, réalisée par Patey, rappelant le séjour de Pasteur rue des Veaux à Strasbourg de 1851 à 1853 (Photo Klewansky-Marché).

17. Commemorative plate, made by Patey, in recognition of Pasteur's stay in Strasbourg, rue des Veaux, from 1851 to 1853 (Photo by Klewansky-Marché).

experiment cancelled and that M. de Berg himself had announced that he would not be on his estate this month, but that all the same I had written you and was awaiting your reply. His Excellency then spoke of a raging epidemic of cattle plague in a village on the Austrian border. I asked his permission to go there and he gave it. Unfortunately, the officials had already ordered all the animals slaughtered, so that I could not follow up on this.

On receiving your cable, I want to inform the ministry that I was at their disposal to perform the experiments at Kapuvar and Budapest simultaneously.

BUDAPESTH EXPERIMENT

All the animals having been assembled on Thursday the 22nd, I made an arrangement with the ministry to perform the first inoculation on Friday the 23rd, at 11 a.m. in the new Veterinary Institute.

This inoculation took place in the presence of M. Matlekovics, state secretary at the agricultural Ministry; Mádai, director of the department of agriculture; Bernolák, assisant director of the same department.

The professors of the veterinary institute: A. Szabó; F. Varga; L. Thanhoffer; L. Liebermann; B. Nádaskay; A. Azary; K. Czakó; and their assistants.

A number of professors from the university were among them: M. Fodor, professor of hygiene; Rozsahegyi, associate professor of hygiene; Korányi, professor of internal medicine; Regéczy, associate professor of physiology; Plósz, professor of physiological chemistry; Sehwimmer, professor of dermatology; Tóth, assistant of the university; etc. . . .

A number of physicians practicing in town: Dollinger, Dubay, etc. . . A number of veterinarians: M. Kovácsi, Jakab, Grósz, etc. . . . and some students from the Veterinary Institute.

The experiment involves 60 sheep, of which 30 are Hungarians with long curled horns and 30 are Merinos of the so-called electoral sub-breed; 3 cows, 3 oxen of the white Hungarian breed, black muzzle, large horns, and 4 calves, one of which is a buffalo.

2 Hungarian sheep have been injected with spores.

2 moutons hongrois ont été inoculés par spores.

2   ”   mérinos   ”   ”   ”   ”   ”

Ces 4 moutons sont marqués d'une tache bleue d'aniline sur le front et de deux trous à l'oreille gauche.

13 moutons hongrois ont été inoculés par filaments.

13   ”   mérinos   ”   ”   ”   ”   ”

Ces 26 moutons sont marqués d'une tache bleue sur le front et de deux trous à l'oreille droite.

2 veaux de couleur claire, 2 vaches et 1 boeuf ont été inoculés par filaments et marqués d'une tache bleue sur le front.

Sont gardés comme témoins: 15 moutons hongrois, 15 m. mérinos, 1 vache, 2 boeufs, 2 veaux de couleur foncée (dont le jeune buffle, les buffles ayant la réputation de ne pas prendre du tout le charbon).

J'ai visité souvent ces animaux: les vaches et veaux n'ont pas eu d'oedème, les moutons non plus, ils ont toujours eu bon appétit. Cependant un des veaux vaccinés mange lentement; il n'aime pas le foin: il faudrait lui donner de l'avoine, mais le règlement n'accorde que du foin aux bêtes à cornes. On attend le retour du directeur de l'Institut, M. Tormay, en tournée d'achat de chevaux, pour obtenir une ration d'avoine pour ce veau qui d'ailleur se porte très bien. Jusqu'à ce matin tout va donc bien ici.

EXPÉRIENCE DE KAPUVAR

Kapuvar est à 13 heures de chemin de fer de Budapesth. Je m'y suis rendu mardi en compagnie du Dr. Azary de l'Institut Vétérinaire que le ministère a attaché à ma personne avec mission de lui adresser des rapports sur les expériences et dont l'amabilité et la connaissance du hongrois, de l'allemand et du français me sont très précieuses.

La première inoculation a été faite le mercredi 28 à 10 h. du matin, dans une ferme distante de 2 lieues de Kapuvar, en la présence du baron de Berg; de M. Kiss, professeur de l'Ecole d'agriculture de Kevzthely; de M. Czelko, professeur de l'Ecole d'agriculture de Magyar-Óvár; de plusieurs propriétaires: MM. Pál, Otocska Kries, Ajkai, Docteur Ladányi, Vucskics, Emódy, de plusieurs vétérinaires: MM. Neúsiedler, Páncz, etc..., de plusi-

2 Merino sheep have been injected with spores.
These 4 sheep are marked with a blue spot of anilin on the forehead and two holes in the left ear.

13 Hungarian sheep have been inoculated with filaments.

13 Merino sheep have been inoculated with filaments. These 26 sheep are marked by a blue spot on the forehead and two holes in the right ear.

2 light colored calves, 2 cows, and 1 ox have been inoculated with filaments and marked with a blue spot on the forehead.

Kept as controls: 15 Hungarian sheep, 15 Merino sheep, 1 cow, 2 oxen, 2 dark colored calves (including the young buffalo, buffalos being considered totally unsusceptible to anthrax).

I have examined these animals often. The cows and calves had no edema, and neither have the sheep. They have consistently had a good appetite. However, one of the vaccinated calves eats slowly; it does not like hay. We will have to give him oats, but the regulations authorize only hay for cattle. We are waiting for the return of the director of the institute, M. Tormay, from a horse-buying trip, in order to obtain a ration of oats for this calf which otherwise is fine. Therefore, everything is all right as of this morning.

KAPUVAR EXPERIMENT

Kapuvar is 13 hours from Budapest by train. I went there Tuesday with Dr. Azary, of the veterinary institute, whom the ministry has assigned to me, with the responsibility of making reports on the experiments, and whose kindness and knowledge of Hungarian, German, and French are very valuable.

The first inoculation was done on Wednesday the 28th, at 10 a.m., on a farm 2 miles from Kapuvar, in the presence of Baron de Berg; M. Kiss, professor at the Kevzthely Agricultural School; M. Czelko, professor at the Magyar-Óvár School of Agriculture; several landowners: M. Pál, Otocska Kries, Ajkai, Doctor Ladányi, Vucskics, Emódy; several veterinarians: M. Neúsiedler, Páncz, etc. . . .; several delegates of agricultural societies: Emódy, Gyulosvy, etc. . . .; several employees of the state: M. Sugár, Soós, Szilágyi, Seligmann, etc. . . .; several dele-

eurs délégués de sociétés d'agriculture: Emódy, Gyulosvy, etc. . . , de plusieurs employés du domaine, MM. Sugár, Soós, Szilágyi, Seligmann, etc. . . ; de plusieurs délégués de Kapuvar: MM. Vogel, Stern, Kunczi, Czeglédi, Szabó, etc. . .

Lors de la 3ème. inoculation l'assistance sera beaucoup plus nombreuse, surtout dans l'espérance de vous voir.

I

50 moutons mérinos (électorale) ont été inoculés et marqués d'un cran au bord postérieur de l'oreille droite et d'une croix en tatouage rouge sur la face interne de la même oreille; 50 moutons mérinos sont gardés comme témoins. 14 jeunes boeufs et vaches ont été inoculés et marqués d'un cran à l'oreille droite; 6 autres sont gardés comme témoins. 10 sont de jeunes bêtes venant directement des pâturages où ils vivent en liberté toute l'année et absolument insoumis: 10 hommes suffisaient à peine pour les maintenir à peu près immobiles. Ce sont des bêtes de race hongroise blanche, museau noir, cornes atteignant près d'1 m. de long. Les 10 autres sont de race hollandaise et beaucoup plus doux. J'ai inoculé 7 de chaque race et gardé 3 témoins de chaque race.

II

Dans un troupeau de 489 moutons mérinos (électorale) perdant chaque jour 1 ou 2 bêtes, j'ai inoculé 267; il reste donc 222 témoins.

III

Je terminais à peine ces dernières inoculations, que l'un des 267 inoculés parut malade. On le saigne. Il avait le charbon et j'ai pu montrer aux assistants les bactéridies fourmillant dans la rate. Il y avait de l'oedème à l'entrée des voies digestive et respiratoire. Interrogé à ce sujet, je rapportai vos expériences sur le mode de l'inoculation naturelle. M. de Berg voulut en essayer immédiatement la répétition. L'endroit du pré où l'on avait saigné et écorché l'animal fut aussitôt entouré de barrières et l'on y plaça 5 moutons à qui l'on doit faire manger de l'orge.

Les trépidations du voyage ont rendu le dépôt de mes ballons de bouillon tellement ténu qu'il se précipite très mal. Il est im-

gates of Kapuvar: M. Vogel, Stern, Kunczi, Czeglédi, Szabó, etc. . . .

For the 3rd inoculation many more will be in attendance, especially in the hope of seeing you.

I

50 Merino sheep (electoral) have been inoculated and marked with one notch in the posterior edge of the right ear and a cross tatooed in red on the inner surface of the same ear; 50 Merino sheep are being kept as controls.

14 young oxen and cows have been inoculated and marked with one notch in the right ear; 6 others are being kept as controls. 10 are young animals coming directly from pastures where they live wild the whole year, and they are absolutely untamed; 10 men were barely able to hold them almost quiet. These animals are of the Hungarian white stock, with black muzzles and horns almost 1 m. in length. The 10 others are the Dutch stock and much gentler: I inoculated 7 of each breed and kept 3 controls of each.

II

In a flock of 489 Merino sheep (electoral) that was losing 1 or 2 animals each day, I inoculated 267, leaving 222 as controls.

III

No sooner had I finished the last inoculations, than one of the 267 inoculated seemed to be sick. He was bled. He had anthrax, and I could show those present the bacteridia swarming in the spleen. There was edema at the entrance of the aero-digestive tract. Questioned on this subject, I related your experiments on the manner of natural inoculation. M. de Berg wanted to repeat the experiment immediately. The meadow where the animal was bled and skinned was immediately fenced off, and 5 sheep that will be fed on barley were placed in it.

The trepidations of my trip made the deposit in my flasks of broth so thin that it precipitated very badly. It is impossible to get it absolutely clear. Therefore, I took great care to be certain

possible de l'avoir absolument limpide. Aussi ai-je redoublé de soins pour m'assurer de la pureté. Immédiatement avant les inoculations j'ai regardé au microscope chaque flacon devant être employé: la bactéridie s'y montra chaque fois bien pure et je la fis voir aux assistants. Les cultures inoculées à Kapuvar étaient formées de filaments sans spores, et de filaments avec spores en nombre à peu près égaux. L'intendant de M. de Berg doit m'écrire tous les deux jours l'état de tous les animaux en expérience.

Pesth est une très belle ville, presque neuve, qui a grand air malgré son peu d'étendue. Le Danube est superbe. Je n'ai à aucun moment éprouvé le sentiment d'isolement dans une ville étrangère que je craignais. Tout au contraire, il m'est arrivé plusieurs fois, dans des moments de distractions, de me croire à Paris. Les Hongrois sont très affables pour les Français. Bien que tout le monde sache l'allemand, on évite de le parler: on parle hongrois ou français. Pour faire plaisir à mes hôtes; j'ai dû renoncer à parler allemand dans les restaurants et apprendre less qq. mots hongrois nécessaires. Il y a un cercle français, un journal français, *la gazette de Hongrie*; on joue en ce moment *le monde où l'on s'ennuie*. Les Hongrois sont gais, vifs mais très doux, grands amateurs de musique, grands admirateurs de la beauté de leurs femmes qui est véritablement très grande. Certainement j'emporterai un bien agréable souvenir de mon séjour ici.

Dans le cours de mes inoculations et dans mes visites aux Instituts, je n'ai rencontré que des admirateurs de vos travaux. Je n'ai pas encore aperçu l'ombre d'un Colin.* Mais si tous ont lu et admiré vos écrits, très peu ont eu l'honneur de vous voir. Tous le désirent. L'expérience de Budapesth le leur fait espérer. Je suis à chaque moment interrogé sur la date de votre arrivée. Je l'ai annoncée pour le 16 octobre, veille de la 3ème. inoculation à Budapesth, ou les jours suivants. La petite ville de Kapuvar serait très fière de vous posséder qq. jours: vous en jugerez par le toast porté par M. de Berg en français dans le dîner qui a suivi les inoculations et dont voici un très court résumé:

La richesse, la force, la gloire et l'avenir d'une nation ne sont plus dans ses hommes de guerre, mais bien dans ceux de ses en-

* Gabriel Colin (1825–1896), professeur de physiologie à l'Ecole Vétérinaire d'Alfort, fut l'adversaire acharné de Pasteur.

of its purity. Just before the inoculations I examined under the microscope each flask that was to be used. The bacteridium was very pure each time, and I showed it to the people present. The cultures used at Kapuvar were formed by filaments without spores and by filaments with spores in about equal numbers. M. de Berg's steward will write me every two days about the condition of the animals in the experiment.

Pesth is a very beautiful town, almost new, and attractive in appearance despite its reduced space. The Danube is superb. Not once have I had the feeling that I had feared I might have of being alone in a foreign town. On the contrary, there have been moments of absentmindedness when I've thought I was in Paris. The Hungarians are very favorably disposed to the French. Though everyone knows German, they avoid using it; they speak Hungarian or French. To please my hosts, I've stopped using German in restaurants and have learned a few essential Hungarian words. There is a French club, a French newspaper, *la gazette de Hongrie*; right now *le monde où l'on s'ennuie* is being performed. The Hungarians are gay, lively, but very gentle—great music lovers, great admirers of the beauty of their women, which is indeed quite remarkable. I will certainly carry away very pleasant memories of my stay here.

During the inoculations and my visits to the institutes, I have met only admirers of your work. I have not even seen the shadow of a Colin.* But if all have read and admired your writings, very few have had the honor of seeing you. All would like to, and the Budapesth experiment makes them hope for it. I am constantly being asked when you will be here. I have announced your arrival either for October 16, which is the day before the 3rd inoculation in Budapesth, or a few days later. The small town of Kapuvar would be very proud to have you for a few days. You can judge their admiration from the toast given in French by M. de Berg during the dinner following the inoculations—of which I give you a very short summary:

The richness, the strength, the glory, and the future of a nation are no longer in her soldiers, but rather in those of her

---

* Gabriel Colin (1825–1896), professor of physiology at the Alfort Veterinary School, was a vigorous opponent of Pasteur.

fants qui l'illustrent dans les travaux de la science. Heureuse France qui possède tant de tels enfants! heureuse France qui par leur science et leur génie règne sur toutes les nations! heureuse France qui possède un Pasteur, cet homme dont le nom est désormais celui d'un des plus grands bienfaiteurs de l'humanité! Vive la France, Vive M. Pasteur!

Permettez-moi de clore cette longue lettre sur ces deux cris répétés avec franchise par tous les assistants et qui m'ont profondément ému.

Votre élève dévoué,

L. Thuillier

Pour me rapprocher de mes animaux de l'Institut, je loge maintenant Hotel Pannonia, 7 Kerepesi út, Budapest (*út* qui se prononce *out* signifie grande rue en hongrois).

3 *Thuillier à Pasteur*

Budapest, 1 octobre 1881

Cher Maître,

Les Hongrois sont encore plus admirateurs de votre découverte que je ne le pensais d'abord. Ils y croient fermement. L'expérience démonstrative que je fais en ce moment les intéresse, mais modérément. Ils sont persuadés d'avance du succès. Ce qui les intéresse beaucoup plus c'est d'apprendre 1° à faire des cultures pures, 2° à fabriquer le vaccin.

J'avais cru les amuser en leur montrant mes tubes effilés et leur indiquant la manière d'aspirer par le gros bout après avoir brisé le petit. Cela ne leur suffit pas et voici ce qu'ils demandent et qui m'a paru trop grave pour y accéder.

Son Exc. le ministre de l'agriculture, le baron de Kémeny a nommé une commission de 9 membres, savoir 4 professeurs de l'université, 1 professeur agrégé de l'université, 4 professeurs de l'institut vétérinaire, afin, non pas de surveiller l'expérience actuelle, mais bien d'apprendre de moi toutes les manipulations de

children who make her famous through the works of science. Fortunate is France, which possesses so many children as those! Fortunate is France, which, through their science and genius, rules over all nations! How fortunate France is, to possess a Pasteur—this man whose name will henceforth be known as one of the greatest benefactors of humanity! Long live France! Long live M. Pasteur!

Let me close this long letter with these two cries, which were repeated earnestly by all those present, and which moved me deeply.

Your devoted pupil,

L. Thuillier

In order to be closer to my animals at the Institute, I am now staying at the Hotel Pannonia, 7 Kerepesi út, Budapest. (Út, which is pronounced "oot," means "street" in Hungarian.)

3   *Thuillier to Pasteur*

Budapest, October 1, 1881

Dear Master,

The Hungarians are even greater admirers of your discovery than I had thought at first. They are very firmly convinced of its truth. The demonstration experiments that I am performing are actually of only moderate interest to them—they are so convinced in advance of success. What interests them more is to know (1) how to prepare pure cultures, (2) how to make the vaccine.

I thought they would be amused by my tapered tubes and by my showing them the way to aspirate through the large end, after having broken the small one. But they are not satisfied, and what they ask seemed too important for me to agree to.

His Excellency, the minister of agriculture, Baron de Kémeny has appointed a commission of 9 members, consisting of 4 university professors, an associate professor of the university, and 4 professors of the veterinary institute—not to observe the ex-

la préparation du vaccin. C'est-à-dire: apprendre à faire sur un animal une prise de sang pure, l'ensemencer pure dans un bouillon pur (dont ils apprendront aussi la préparation). A maintenir cette culture à 42–43° toujours pure tout le temps nécessaire à l'atténuation, à faire de temps en temps des prises pures de cette culture à 42°, à les ensemencer, d'en déterminer la virulence de façon à obtenir les vaccins n° 2 puis n° 1. Non seulement je devais leur montrer tout cela, mais ils devront le faire sous mes yeux, avec obligation pour moi de les garantir de toute faute. De cette façon ils seraient à même de fabriquer à leur tour, sans crainte d'insuccès, tout le vaccin dont ils auraient besoin. Une fois maître du procédé, leur orgueil national serait très fier de rendre les allemands, les russes et tous ceux qui voudront bien, tributaires de leur industrie. C'est beaucoup de besogne qu'ils veulent éviter à Jean et Eugène.* Malheureusement ce détail ne me regarde pas.

J'ai donc répondu au membre chargé de me faire cette demande, que j'avais mission de mener à bonne fin l'expérience démonstrative de l'efficacité du vaccin, que je remplirais cette mission fidèlement. Que ce qu'il me demandait était une mission beaucoup plus longue et difficile, et que, fut-elle courte et facile, je ne l'entreprendrai jamais sans un ordre formel de vous. Que je ne comprenais pas que le ministère se fut adressé à moi pour une chose que M. Pasteur seul pouvait accorder. Que si le ministère y tenait beaucoup, il s'adressât à M. Pasteur. Que si le ministère avait dorénavant qq. nouveauté à demander, il la demandât à M. Pasteur et non pas à moi.

J'ai répondu assez sèchement parce que en paroles franches et affables plus que suffisantes pour exposer le sujet de la demande, l'émissaire m'a presque fait entendre que le ministère avait l'intention de me donner une récompense. J'ai cru alors qu'il voulait me corrompre: je l'ai arrêté brutalement et lui ai fait à peu près la réponse ci-dessus. Soyez sûr qu'ils n'apprendront rien de moi, à moins d'un ordre exprès de vous. Si l'on faisait auprès de moi une nouvelle tentative de corruption, ma réponse à l'émissaire sera celle de Cambronne à Waterloo et je prendrai immédiatement le train pour Paris après avoir brisé tous mes flacons.

* Jean Arconi et Eugène Viala, garçons de laboratoire de Pasteur.

periment itself, but rather to learn from me every step in the preparation of the vaccine. That is, to learn to draw a pure blood sample from an animal, to seed it uncontaminated in a pure broth (about the preparation of which they also want to learn). To maintain this culture at 42°C–43°C and pure as long as is necessary for attenuation, to perform from time to time pure sampling of this culture at 42°C, to seed it, to determine its virulence in order to obtain vaccine no. 2 and then no. 1. I would not only have to show them all that, but they would have to do it themselves, under my supervision, with my being obligated to prevent them from making mistakes. They would be able to make, without fear of failure, all the vaccine they might need. Once they had mastered the procedure, their national pride would make them very pleased to oblige the Germans, the Russians, and any others who would like it, making others dependent upon their [Hungarian] industry. They want to save Jean and Eugène* a lot of work. Unfortunately, this detail does not concern me.

Hence, I told the member responsible for making this report that it was my duty to bring the experiment to a successful conclusion, and that I would fulfill this mission faithfully. That what he asked of me would be a longer and more difficult assignment—and even if it were short and easy, I would never undertake it without a formal order from you. That I did not understand why the ministry had asked of me something that only M. Pasteur could grant. That if the ministry were insistent upon it, it should ask M. Pasteur himself. That from now on, if the ministry had some new request to make, it should direct it to M. Pasteur and not to me.

I answered rather sharply, because with frank and polite words more than sufficient to expose the object of the request, the emissary almost told me that the ministry intended to give me a reward. I thought then that he wanted to bribe me. I stopped him abruptly, and I answered as indicated above. Rest assured that they shall not learn anything from me, except at the special order of yourself. If a new attempt at corruption is made, my answer to the emissary will be that of Cambronne at Waterloo,

* Jean Arconi and Eugène Viala, technicians in Pasteur's laboratory.

Vous recevrez probablement un peu après ma lettre une lettre du ministère. En même temps que vous répondrez au ministère écrivez-moi de façon que j'ai votre lettre avant le ministère.

Votre élève dévoué,

L. Thuillier

Hotel Pannonia
Kerepesi út 7

En relisant ma lettre je trouve la fin un peu vive, j'aime à croire que je me suis trompé. Les Hongrois ont la mine franche. Pourtant je la laisse dans le cas où j'aurais entendu juste.

L. T.

Mercredi prochain 2ème. inoculation à Budapesth. le lundi suivant 2ème. inoculation à Kapuvar.

4 *Thuillier à Pasteur*

Budapest, 12 octobre 1881

Cher Maître,

Je reviens de la seconde inoculation à Kapuvar. Les 50 moutons inoculés vont bien ainsi que les témoins. Les bêtes à cornes vont bien aussi: elles se sont même montrées plus intraitables que la première fois et plusieurs ont rompu leurs liens au moment où j'allais les inoculer ce qui entraîne une petite perte de temps, mais aucun accident.

Parmi les 266 moutons inoculés dans le troupeau malade deux sont morts du sang de rate: le premier le 1 octobre, le second le 8. Parmi les 222 témoins un mouton est mort du sang de rate le 7.

Les 5 moutons placés dans le petit enclos, où l'on avait saigné et autopsié le mouton mort au moment de la première inoculation, vont très bien. Cela ne m'étonne pas; car on leur a mis une litière de 10 cent. d'épaisseur sur toute la surface de l'enclos, on les nourrit avec du foin, et avec un mélange de betterave et d'orge.

and after breaking all of my flasks, I will immediately take the train for Paris.*

After my letter, you will probably receive a letter from the ministry. When you answer the ministry, write to me also so that I will receive your letter before the ministry does.

Your devoted pupil,

L. Thuillier

Hotel Pannonia
Kerepesi út 7

In rereading my letter I find the end a little bit sharp. I would like to think that I am mistaken. The Hungarians are frank. However, I will leave it in, on the assumption that I understood them correctly.

L. T.

Next Wednesday 2nd inoculation at Budapesth. The following Monday 2nd inoculation at Kapuvar.

* The "mot de Cambronne" was, of course, "Merde!"

4   Thuillier to Pasteur

Budapest, October 12, 1881

Dear Master,

I have returned after the second inoculation at Kapuvar. The 50 inoculated sheep are fine, and so are the controls. The cattle are also all right. They were even wilder than the first time, and when I started to inoculate them several broke their halters. This caused a little loss of time but no accident.

Two of the 266 inoculated sheep in the diseased flock died after [receiving] spleen blood: the first on October 1, the second on the 8th. Of the 222 controls, one sheep died on the 7th day after receiving spleen blood.

The 5 sheep that were placed in the small pen where the dead sheep was bled and autopsied after the first inoculation are all fine. This is not surprising, for there was straw 10 cm. thick over the whole surface of the pen; they are fed with hay and a mixture of beets and barley. This last mixture is prepared in advance and

Ce dernier mélange étant fait à l'avance, et les betteraves coupées; il en résulte que les barbes d'orge sont tout à fait molles quand on les donne aux moutons.

Parmi les moutons vaccinés de Budapest il y a eu deux morts. Le premier est mort 9 jours après la première inoculation, dans la nuit du 1 au 2 octobre. L'autopsie a été faite à 10 h. du matin, le 2, en présence de la commission dont je vous ai parlé. Bien que la rate fut légèrement épaissie au centre, on n'a trouvé aucune des lésions du sang de rate. Tous les organes étaient sains à l'exception des poumons qui présentaient les lésions de la pneumonie catarrhale. Pas de bactéridies dans le sang. Les vétérinaires de la commission ont déclaré que le mouton était mort de pneumonie catarrhale. Les médecins ont voulu aller plus loin et ont inoculé 2 lapins qui se sont toujours admirablement bien portés depuis. La commission entière déclare donc ce mouton mort de pneumonie catarrhale.

Le second est mort dans la nuit du 7 au 8, c.à.d. moins de 3 jours après la seconde inoculation. Cette fois encore aucune des lésions caractéristiques du sang de rate. La rate était seulement légèrement épaissie sur l'un de ses bords. Les poumons étaient oedémateux et la trachée remplie d'une spume blanche sortant par les narines. L'estomac était très distendu par les aliments et il y avait catarrhe de l'estomac et de l'intestin grêle. Cette fois encore les vétérinaires de la commission se sont déclarés pour la mort par indigestion. Les médecins ont inoculé 2 lapins avec le sang et la rate.

Le sang et la rate surtout montrèrent au microscope des bactéridies. C'est pour se renseigner sur la virulence de ces bactéridies et voir si ce sont celles du second vaccin (inoculé seulement 2 jours ½ avant la mort) que la commission a inoculé les 2 lapins. J'ai fait remarquer que le lapin n'était pas apte à décider cette question. La commission fut alors de l'avis suivant: inoculer le 1° vaccin à 2 des 15 mérinos témoins devenus inutiles, puisque les 2 morts sont 2 des 15 mérinos inoculés. (tous deux par filaments) et, ultérieurement, inoculer à l'un bactéridie virulente, à l'autre le sang du mouton mort, dans le cas où les lapins mourraient du charbon. L'un de ces lapins est mort cette nuit, nuit du 11 au 12, mais sans présenter aucune des lésions du sang de rate.

the beets cut; it happens that the barley beards are completely soft when they are given to the sheep.

We had two deaths among the vaccinated sheep in Budapest. The first died 9 days after the first inoculation, during the night of October 1. The autopsy was done on the 2nd, at 10 a.m., in the presence of the commission I mentioned to you. Though the center of the spleen was slightly thickened, no splenic fever was found. All the organs were healthy except the lungs, which presented lesions of catarrhal broncho-pneumonia. No bacteridia were found in the blood. The commission veterinarians declared that the sheep had died of catarrhal broncho-pneumonia. The physicians wanted to go further and inoculated 2 rabbits, which are still quite healthy. The entire commission concluded, therefore, that this sheep had died of catarrhal broncho-pneumonia.

The second died in the night of the 7th, that is, less than 3 days after the second inoculation. Again there were no typical lesions of splenic fever; the spleen was only slightly thickened on one side. The lungs were edematous and the windpipe was filled with a white spume from the nostrils. The stomach was very distended because of the food, and there was a catarrh of the stomach and small intestine. Again the veterinarians of the commission concluded that death had been caused by indigestion. The physicians inoculated 2 rabbits with blood and spleen.

Under the microscope, bacteridia were most apparent in the blood and the spleen. It is to obtain information on the virulence of these bacteridia, and to determine if these were those of the second vaccine (inoculated only 2½ days before the death), that the commission inoculated the 2 rabbits. I pointed out that the rabbit was not a suitable animal to answer this question. The commission then arrived at the following opinion: inoculate with the first vaccine 2 of the 15 Merino controls, which are no longer necessary, since the 2 dead sheep are both from the 15 Merinos inoculated (both by filaments), and later, inoculate one with the virulent bacteridium and the other with the blood of the dead sheep, in the event the rabbits should die from anthrax. One of these rabbits died tonight, the night of the 11th, but without presenting any lesions of splenic fever. The spleen and lymph nodes are normal, the windpipe is a little bit hemorrhagic, and

La rate et les ganglions sont normaux, la trachée est un peu hémorrhagique et les poumons oedémateux; il y a catarrhe de l'estomac. L'autre lapin va bien.

Ces deux morts sont donc considérés par la commission comme 2 accidents tout à fait en dehors de la pratique de la vaccination. Eussent elles été dues à un charbon nettement caractérisé, elles n'auraient pas davantage infirmé la valeur de l'expérience, puisque l'on n'a pu répondre de l'état sanitaire des animaux . Il y a 8 jours j'ai même trouvé un de mes moutons vaccinés atteint d'une stomatite ulcéreuse très avancée; on l'a traité par le chlorate de potasse et il est aujourd'hui guéri. Ces moutons, surtout les mérinos, sont loin d'être de belles bêtes; mais les Hongrois, malgré mes observations, les ont toujours déclarés superbes, et j'ai dû me taire pour ne pas blesser, en la personne de leurs moutons, leur orgueil national. Lors de la seconde inoculation il y a eu un peu de raideur, chez plusieurs moutons, à la jambe inoculée. Les boeufs m'ont paru avoir un peu d'oedème, mais très peu.

Hier on m'a demandé à Kapuvar d'inoculer d'emblée 4 moutons avec le 2ème. vaccin. Je l'ai fait dans l'espoir qu'une mort ou une forte maladie me démontrant la virulence du 2ème. vaccin que j'ai employé me seront garants du succès absolu de la 3ème. inoculation. Cette 3ème. inoculation aura lieu le lundi 17 à Budapest, le samedi 22 à Kapuvar.

N'ayant pu trouver M. le baron de Kémeny au ministère, je lui ai fait remettre votre lettre. Depuis il n'a plus été question de cette demande, du moins devant moi.

J'ai fait ce matin la visite des animaux; ils vont très bien, à part 2 non-vaccinés qui toussent passablement.

On m'a montré il y a qq. jours dans un journal hongrois la traduction d'une lettre du Dr. Fournier* dans la *Revue internationale* (ou étrangère?) *des sciences médicales*. L'auteur de la lettre ne s'y montre rien moins qu'admirateur de la pratique de la vaccine charbonneuse. Le journal n'accompagnait cette lettre d'aucune appréciation: il la reproduisait simplement. Beaucoup de médecins et de professeurs m'en ont parlé avec étonnement mais avec une appréciation assez juste du mobile qui a dicté cette

* Dr. Fournier, vétérinaire à Angerville (Loiret).

the lungs are edematous. There is a gastric catarrh. The other rabbit is fine.

These two deaths, therefore, are considered by the commission as 2 accidents, completely unrelated to the vaccination. Even had these deaths been related to a very typical anthrax, they would not have disproved the value of the experiment, since we cannot be sure about the health of the animals. Eight days ago I found even one of my vaccinated sheep with very advanced ulcerative stomatitis. It was treated with potash chlorate and today has been cured. These sheep, principally the Merinos, are far from being nice animals. But the Hungarians, despite my remarks, have always maintained that they are splendid, and I have had to keep silent in order not to offend their national pride through their sheep. At the time of the second inoculation there was a slight stiffness in the inoculated leg of several sheep. The oxen seemed to have a slight edema, but very slight.

Yesterday at Kapuvar, I was right away asked to inoculate four sheep, with the 2nd vaccine. I did it, hoping that a death or a severe illness, would demonstrate the virulence of the 2nd vaccine that I used, and would prove to me the absolute success of the 3rd inoculation. This 3rd inoculation will take place on Monday the 17th in Budapest, and on Saturday the 22nd in Kapuvar.

Not being able to find Baron de Kémeny at the ministry, I had your letter delivered to him. Since then, nothing more has been heard of this request, at least by me.

This morning I inspected the animals; they are all right except for 2 of the vaccinated ones, which cough moderately.

Several days ago I was shown, in a Hungarian paper, the translation of a letter of Dr. Fournier* which had appeared in the *Revue internationale* (or étrangère?) *des sciences médicales.* The author of the letter appears to be anything but an admirer of the use of vaccination for anthrax. The journal made no comment on this letter; simply reprinted it. Many physicians and professors have spoken to me about it with surprise, but they understood rather well the reason behind this letter and its pub-

* Dr. Fournier, a veterinarian at Angerville (Loiret).

lettre et l'a fait reproduire ici, au moment où, grâce au ministère, la presse hongroise vulgarise peu à peu votre découverte.

Mais il n'y a pas que les envieux qui écrivent M. Rogoedjy, assistant du professeur d'hygiène à l'Université de Budapest, que vous avez peut être vu à Londres, doit faire paraître aujourd'hui ou demain, dans un journal médical hongrois, la traduction de votre discours à Londres et vous en adresser un exemplaire.

J'ai reçu, il y a qq. jours, la visite de deux israélites, venant, de la part d'un grand propriétaire, me prier d'aller vacciner le plus possible de ses 15.000 moutons atteints en ce moment de la maladie charbonneuse, et à tels prix que je voudrais. Je leur ai dit de s'adresser à vous en janvier prochain, me trouvant ici privé du matériel nécesaire pour accéder à leur demande. Et en effet, deux des quatre ballons à faire les flacons s'étant brisés dans le voyage je me suis trouvé posséder juste le nombre de vases nécessaire pour les expériences de Budapest et de Kapuvar, bien heureux qu'aucun ne se soit altéré. D'autre part la richesse des Juifs est ici un tel objet de haine et un peu d'envie que j'aurais scandalisé les Hongrois en accédant à cette demande.

Agréez, cher Maître, l'assurance de mon dévouement.

L. Thuillier

Après renseignements, la maladie des porcs est le rouget. Il y a eu de nouveaux cas de peste bovine à Kaltenbrünn près Presbourg. Le ministère m'a prié d'y aller.

Malheureusement, les animaux malades ou suspects venaient, encore une fois, d'être abattus, lorsqu'arriva la dépêche du ministère ordonnant d'attendre mon arrivée.

L. T.

5   *Thuillier à Pasteur**

25 VACCINÉS 25 TÉMOINS INOCULÉS LUNDI: 14 TÉMOINS MORTS.

THUILLIER

* Télégramme de Budapest à Paris le 20 octobre 1881, de Thuillier à Pasteur, 45 rue d'Ulm, Paris. France.

lication at the moment when, thanks to the ministry, the Hungarian press is slowly disseminating information of our discovery.

But the envious are not the only ones who are writing. M. Rogoedjy, assistant to the professor of hygiene at the University of Budapest, whom you perhaps saw in London, intends to publish in a Hungarian medical journal, either today or tomorrow, a translation of your London speech, and intends to send you a copy.

A few days ago I was visited by two Jews, who invited me, in behalf of an important landowner, to vaccinate as many as possible of his 15,000 sheep, which are suffering from anthrax—and to name my own price. I told them to ask you next January, since I am here without the material necessary to comply with their request. And, indeed, two of my four bottles used to prepare flasks were broken during my trip. I have just the number of vessels necessary for the Budapest and Kapuvar experiments, and very fortunately neither bottle has deteriorated. Furthermore, the Jews here are so hated for their wealth, and also envied a bit, that I would have offended the Hungarians by accepting this request.

Receive, dear Master, assurance of my devotion,

L. Thuillier

Upon further investigation I find that the swine disease is swine fever. There are new cases of cattle plague at Kaltenbrünn, near Presbourg. The ministry has asked me to go there.

Unfortunately, the sick or suspicious animals had again already been slaughtered when the cable from the ministry arrived, with instructions to await my arrival. L. T.

5   *Thuillier to Pasteur**

2 5 VACCINATED, 2 5 CONTROLS INOCULATED MONDAY:
1 4 CONTROLS DEAD.

THUILLIER

* Cable from Budapest to Paris, October 20, 1881, from Thuillier to Pasteur, 45 Rue d'Ulm, Paris.

6 *Thuillier à Pasteur**

26 TÉMOINS MORTS CE SAMEDI MATIN

THUILLIER

Nota**: Il y a 30 moutons et 5 vaches vaccinés.
Il y a 30 moutons et 5 vaches témoins.
(Voir 2ème. lettre de Thuillier)

* Télégramme de Kapuvar à Paris, du 22 octobre 1881, de Thuillier à Pasteur, 45 rue d'Ulm, Paris. France.
** De la main de Pasteur.

7 *Thuillier à Pasteur*

Budapesth, 29 oct. 1881

Cher Maître,

Je vous envoie le compte rendu de l'expérience de Budapesth avec le visa du président de la commission.

Il y a eu beaucoup d'accidents dans les inoculations de Kapuvar; je vous en enverrai bientôt le détail. Mais comme ces inoculations ont été faites sans votre assentiment tout le déshonneur tombe sur moi. Ce sont des inoculations qu'il ne faut pas publier, à moins que l'on s'en arme et dans ce cas se sera à moi de répondre comme je suis en train de le faire à un idiot de la commission. Malgré ces accidents de Kapuvar, la cause de la vaccine n'en est pas moins gagnée; mon honneur est fort compromis, mais c'est par ma faute. Les Hongrois considèrent maintenant comme chose certaine l'établissement d'une fabrique dans leur pays à l'automne prochain et d'ici là leurs demandes de vaccin ne manqueront pas.

Je pars demain ou après demain en m'arrêtant probablement près de Vienne pour prendre qq. liquides d'animaux morts de la peste bovine qui fait beaucoup de ravages en ce moment.

A Munich je pourrai visiter M. Büchner.*

La maladie des porcs est le rouget, ils ont aussi de l'angine.

* Hans Büchner, savant allemand, ayant effectué des recherches sur la fermentation alcoolique.

6 *Thuillier to Pasteur**

26 CONTROLS DEAD THIS SATURDAY MORNING.

THUILLIER

Note**: There are 30 vaccinated sheep and 5 vaccinated cows. There are 30 control sheep and 5 control cows. (See Thuillier's 2nd letter)

* Cable from Kapuvar to Paris, October 22, 1881, from Thuillier to Pasteur, 45 Rue d'Ulm, Paris.
** In Pasteur's handwriting.

7 *Thuillier to Pasteur*

Budapesth, October 29, 1881

Dear Master,

I enclose the report of the Budapesth experiment, with the seal of the commission chairman.

There were many accidents in the inoculations at Kapuvar. I shall send you the details soon. But since these inoculations were done without your agreement, I feel responsible for the dishonor. We must not publish these inoculations unless we may take advantage of it, and I shall have to answer—as I am now in the process of doing—to an idiot on the commission. Despite these accidents at Kapuvar, however, the cause of the vaccine is won, nonetheless; my honor is compromised, but that is my fault. The Hungarians now think that the creation of a factory in their country by next autumn is a certainty, and until then their requests for vaccine will not be lacking.

I am leaving tomorrow or the day after, probably stopping near Vienna to take fluids from some animals that have died from a cattle plague that is raging at the moment.

In Munich I will be able to visit M. Büchner.*

The swine disease is swine fever; they also have a quinsy. I

* Hans Büchner, a German scientist who was studying alcoholic fermentation.

J'ai inoculé un porc de l'âge et de l'espèce qui avaient la réputation de mourir le plus facilement du charbon: pendant les 3 jours suivants il n'a manifesté aucun malaise. Il avait reçu 1 cc. de bactéridie virulente.

Croyez toujours à mon dévouement.

L. Thuillier

M. Tormay s'est chargé de vous envoyer les 2 plus belles cornes qu'il pourra trouver.

8   *Rapport Officiel**

VACCINATIONS CHARBONNEUSES À BUDAPESTH

Les expériences ont été faites dans les bâtiments de l'Institut Vétérinaire de Budapesth, sous les auspices de son Exc. le ministre de l'agriculture, de l'industrie et du commerce de Hongrie, le baron de Kémeny et sous la surveillance d'une commission nommée par son Exc. et composée de 9 membres:

MM. Dr. Tormay, président, directeur de l'Institut Vétérinaire; Dr. Azary, secrétaire; Dr. Thanhoffer; Dr. Czakó; Dr. Liebermann, professeurs au même institut.

MM. Dr. Fodor, prof. d'hygiène ; Dr. Korányi, prof. de médecine interne ; Dr. Plósz, prof. de chimie biologique ; Rózsahegyi, privat-docent à la Faculté.

60 animaux de l'espèce ovine, 10 de l'espèce bovine ont été consacrés à ces expériences. Ils se répartissent ainsi: 30 moutons hongrois, 30 moutons mérinos, sous-race électorale, 3 boeufs hongrois, 3 vaches hongroises, 3 veaux hongrois, 1 jeune buffle. Ces animaux ont été achetés sur les marchés de la ville, deux et trois jours avant la première inoculation. Parmi les moutons se trouvaient quelques individus faibles et quelques cachectiques.

Ils furent répartis de la façon suivante: 15 moutons hongrois et 15 mérinos destinés à être vaccinés, 13 de chaque espèce par

* Rapport officiel sur l'expérience de Budapest, la main de Thuillier, adressé à Pasteur et accompagnant la lettre du 29 octobre 1881.

inoculated a swine of the age and species that is supposed to die most frequently from anthrax. During the following 3 days he had no trouble. He received 1 cc. of virulent bacteridia.

Be assured of my devotion,

L. Thuillier

M. Tormay promises to send you the finest pair of horns he is able to find.

8 *Official Report**

ANTHRAX VACCINATION AT BUDAPESTH

The experiments were performed in the buildings of the veterinary institute in Budapesth, under the auspices of his Excellency, the Hungarian minister of agriculture, industry and trade, Baron de Kémeny, and under the supervision of a commission appointed by his Excellency and composed of 9 members: Dr. Tormay, chairman, director of the veterinary institute; Dr. Azary, secretary; Dr. Thanhoffer, Dr. Czakó, Dr. Liebermann, professors at the same institute.

Dr. Fodor, professor of hygiene; Dr. Korányi, professor of internal medicine; Dr. Plósz, professor of biological chemistry; Rózsahegyi, associate professor at the Faculty.

60 animals of the ovine species, 10 of the bovine species were used for these experiments. They consist of 30 Hungarian sheep, 30 Merino sheep, electoral sub-breed, 3 Hungarian oxen, 3 Hungarian cows, 3 Hungarian calves, 1 young buffalo. These animals were bought at the local markets, two or three days before the first inoculation. Among the sheep there were a few weak ones and a few cachectic individuals.

They were distributed in the following manner: 15 Hungarian sheep and 15 Merinos to be vaccinated. 13 of each breed by

* Official Report of the Budapest Experiment, in Thuillier's handwriting, which accompanied his letter of October 29, 1881, to Pasteur.

105

des cultures récentes ne renfermant que des filaments et pas de spores, 2 de chaque espèce par des cultures anciennes, apportées de Paris et ne renfermant que des spores; 2 vaches, 1 boeuf et 2 veaux hongrois destinés à être vaccinés par des cultures récentes.

15 moutons hongrois, 15 mérinos, 2 boeufs, 1 vache, 1 veau hongrois et le jeune buffle furent réservés comme témoins.

Tous les moutons furent réunis dans un bâtiment réservé aux chevaux morveux; les bêtes à cornes furent logées dans les stalles de la clinique de l'Institut.

Le 23 septembre à midi eut lieu la première inoculation vaccinale. Les 4 moutons inoculés par spores le furent avec une culture datant du 10 août 1881. Tous les animaux inoculés supportèrent bien la fièvre vaccinale qui suivit cette inoculation. Le matin du 2 octobre, c.à.d. 9 jours après l'inoculation, un des 13 mérinos inoculés par cultures récentes fut trouvé mort. La commission de surveillance fit l'autopsie et déclare ce mouton mort de pneumonie catarrhale.

Le 5 octobre à midi eut lieu la seconde inoculation vaccinale. Les 4 moutons, inoculés le 23 septembre par des spores, le furent ce jour-là par une culture de second vaccin datant du 25 juin 1881, ne renfermant également que des spores. Les animaux inoculés supportèrent, cette fois encore, très bien la fièvre vaccinale qui suivit. Cette fois encore un des moutons mérinos inoculés par culture récente mourut. Il fut trouvé mort le matin du 8. Le météorisme du cadavre permet de faire remonter la mort au début de la nuit, c.à.d. de 55 à 60 heures après l'inoculation. Cette fois encore l'autopsie montra que la mort n'était pas la conséquence de l'inoculation. La commission de surveillance déclare ce mouton mort de catarrhe de l'estomac.*

Le 17 octobre à midi eut lieu l'inoculation du virus non atténué. La commission de surveillance ayant désiré réserver quelques moutons pour des recherches ultérieures, on n'inocula que 25 moutons de chaque lot. Chaque lot était composé de 13 hongrois et de 12 mérinos. Tout le grand bétail reçut l'inoculation

---

* "(1)" inscrit en marge de ce document, pour faire remarquer au rapport de la commission de surveillance, que Thuillier a paraphrasé comme post-scriptum à son compte rendu.

recent cultures containing only filaments and no spores; 2 of each breed by old cultures brought from Paris and containing no spores; 2 cows, 1 ox and 2 Hungarian calves will be vaccinated with recent cultures.

15 Hungarian sheep, 15 Merinos, 2 oxen, 1 cow, 1 Hungarian calf and the young buffalo were kept as controls.

All the sheep were assembled in a building reserved for horses with farcin. The cattle were housed in stalls at the institute clinic.

The first inoculation was given at noon on September 23. The 4 sheep inoculated with spores were injected with a culture dated August 10, 1881. All of the inoculated animals tolerated well the vaccine fever that followed the inoculation. On the morning of October 2, that is to say 9 days after the inoculation, one of the 13 Merinos inoculated with recent cultures was found dead. The supervisory commission made an autopsy and declared that the sheep had died of catarrhal broncho-pneumonia.

The second vaccine inoculation was performed at noon on October 5. The 4 sheep that had been inoculated with spores on September 23 received on this day a culture of second vaccine, prepared June 25, 1881, which also contained only spores. The inoculated animals again tolerated the ensuing vaccine fever very well. Again, one of the Merino sheep inoculated with the recent culture died. He was found dead on the morning of the 8th. The distended carcass led us to conclude that death had occurred early in the evening, that is to say, 55 to 60 hours after inoculation. Again, the autopsy showed that death had not been caused by the inoculation. The supervisory commission declared that the sheep had died from catarrh of the stomach.*

On October 17, at noon, the inoculation with the non-attenuated virus took place. Because the supervisory commission wished to reserve some sheep for future research, only 25 were inoculated from each group. Each group was composed of 13 Hungarian and 12 Merinos. All of the cattle received a virulent

---

* "(1)" appears in the margin of this document, drawing attention to the supervisory commission's autopsy report, which Thuillier paraphrased as a postscript to his report.

virulente. Les deux moutons hongrois et le mouton mérinos vaccinés réservés avaient été vaccinés par cultures récentes.

Le 19 matin on trouvait 14 témoins morts : le 20 on en trouve 4,† 4 autres moururent encore les jours suivants. On compte actuellement 22 témoins morts. Les symptômes cliniques, les lésions cadavériques, la présence des bactéridies dans le sang caractérisèrent chez tous la mort par le charbon. Pourtant, un mouton cachectique, mort avec les symptômes de la fièvre charbonneuse ne montra lors de l'autopsie, faite par la commission, aucun des caractères macroscopiques et microscopiques de cette maladie.

Le 26 matin un des moutons hongrois vaccinés par cultures récentes fut trouvé mort. La commission en fit l'autopsie et le déclare mort de cachexie provoquée par une multitude de *distomum hepaticum.*

Chez le grand bétail, dans le lot des vaccinés ne survinrent aucune fièvre, aucune apparence morbide quelconque; dans le lot des témoins la température s'éleva de 2 et 3 degrés, il y eut un peu de tristesse mais pas d'inappétence.

Dans les jours qui suivirent l'inoculation virulente la température s'abaissa beaucoup; le temps reste constamment pluvieux et actuellement la neige couvre les environs de Budapesth. Peut-être peut-on attribuer à ces conditions climatériques la lenteur de l'évolution de la maladie dans les lots témoins.‡

Ces expériences ont pleinement vérifié l'innocuité et l'efficacité absolues de la vaccination. L'expérience faite sur le lot de 4 moutons, vaccinés avec des cultures anciennes, apportées de Paris en tubes clos, a montré que le vaccin peut dans ces conditions voyager à toutes distances sans perdre aucune de ses admirables vertus.

L. Thuillier

Budapesth, le 23 octobre 1881

(1) L'autopsie fut faite par M. Czakó qui déclare ce mouton mort par météorisme amené par le catarrhe de l'estomac et de l'intestin grêle. La majorité de la commission est de son avis. Seul,

---

† "5 d'après la lettre de mars du Dr. Azary" [note de Thuillier].

‡ En marge à côté de ce paragraphe, on trouve la note suivante de la main de Thuillier: "Très peu important."

inoculation. The two vaccinated Hungarian sheep and the one vaccinated Merino sheep that were reserved had been vaccinated with recent cultures.

On the morning of the 19th, 14 controls were found dead. On the 20th 4 were found dead.† 4 others died in the next few days. A total of 22 dead controls have now been counted. The clinical symptoms, lesions of the cadavers, presence of bacteridia in the blood, indicated that all the deaths had been caused by anthrax. However, a cachectic sheep that had died with symptoms of anthrax failed to show on the autopsy, performed by the commission, any of the macroscopic and microscopic characteristics of this disease.

On the morning of the 26th, one of the Hungarian sheep vaccinated with recent cultures was found dead. The commission performed an autopsy and pronounced it dead of cachexia caused by a large number of *distomum hepaticum.*

None of the large cattle, in the vaccinated group, had any fever or any morbid symptoms. In the control group the fever rose 2 or 3 degrees. There was a little malaise but no lack of appetite.

During the following days after the virulent inoculation the temperature went down a lot. The weather is constantly rainy and snow now covers the outskirts of Budapesth. Perhaps these weather conditions influenced the slow evolution of the disease in the control group.‡

These experiments have completely confirmed the absolute harmlessness and efficacy of the vaccination. The experiment made on the group of 4 sheep, vaccinated with old cultures brought from Paris in sealed tubes, had demonstrated that vaccine can, under these conditions, travel to any distance without losing any of its wonderful virtues.

L. Thuillier

Budapest, October 23, 1881

(1) The autopsy was done by M. Czakó, who declared that

---

† "5 according to the March letter from Dr. Azary" [marginal note in Thuillier's handwriting].

‡ In the margin next to this paragraph, the following note appears in Thuillier's handwriting: "Not very important."

M. Rózsahegyi attribue cette mort à la seconde inoculation vaccinale.

> Vidi
> signé: Tormay
> [3 mots illisibles]

9 *Thuillier à Pasteur*

Berlin, 6 avril 1882

Cher Maître,

Je suis arrivé sans encombre à Berlin, mardi à 7h.10 du matin et descendu au Central Hotel (Friedrichstrasse). C'est le grand Hôtel de Berlin. Mr. Müller, professeur d'anatomie à l'Ecole Vétérinaire, m'y attendait et m'explique que Mr. Roloff étant depuis 3 jours alité par une pneumonie, il le remplaçait, en qualité de doyen des professeurs de l'Ecole, dans la commission chargée de statuer sur les expériences.

Le président de la commission est Mr. Beyer, conseiller intime du ministère de l'agriculture; les membres sont Mr. Virchow, Mr. Müller, un député grand propriétaire et un autre grand propriétaire.

Mr. Beyer m'a expliqué que Koch ne faisait pas partie de la commission parce que le Gesundheitsamt dont il est membre est une institution de l'empire allemand, tandis que l'expérience est faite par le royaume de Prusse et qu'on ne confond jamais le royaume et l'empire. D'après les conversations le livre de Koch n'est pas en grande admiration.

La première inoculation a eu lieu hier dans un domaine de l'état prussien à 150 kilom. de Berlin sur la route de Dresde. La station est Falkenberg. Le domaine, nommé Packisch, est à 10 kilom. de cette gare. Il faut 1h.50 d'express et 1 h. de voiture pour s'y rendre. Tout y étant disposé pour l'expérience, j'ai dû accepter cet emplacement. Voici d'ailleurs la raison pour laquelle il a été choisi. Packisch est un des domaines les plus éprouvés par

the sheep died of distention produced by catarrh of the stomach and the small intestine. The majority of the commission agreed. Only one member, M. Rózsahegyi, attributes death to the second vaccine inoculation.

Vidi
signed: Tormay
[three illegible words]

9   *Thuillier to Pasteur*

Berlin, April 6, 1882

Dear Master,

I arrived in Berlin uneventfully on Tuesday, at 7:10 a.m., and am staying at the Central Hotel (Friedrichstrasse). It is the principal hotel in Berlin. M. Müller, professor of anatomy at the veterinary school, was waiting for me there, and gave me the news that M. Roloff had been in bed for 3 days with pneumonia. As the oldest professor of the school, M. Müller was replacing him in the commission responsible for evaluating the experiment.

The chairman of the commission is M. Beyer, privy counsellor of the ministry of agriculture. The members are M. Virchow, M. Müller, a member of parliament who is a large landowner, and another large landowner.

M. Beyer explained to me that Koch was not a member of the commission, because the Gesundheitsamt, of which he is a member, is an institution of the German Empire, whereas the experiment is being performed for the Prussian kingdom—and the kingdom and the empire are not to be confused. Judging from conversations I have heard, Koch's book is not greatly admired.

The first inoculation was made yesterday, on an estate in Prussia, 150 kms. from Berlin, on the road to Dresden. The station is called Falkenberg. The property, called Packisch, is 10 kms. from this station. In order to reach it, we must travel 1 hour and 50 minutes by express train and 1 hour by carriage. Since everything had already been arranged for the experiment, I had to accept this location. Moreover, here are the reasons for this

le charbon. Les basses terres d'alluvion sur la rive droite de l'Elbe sont surtout meurtrières. Les terres plus élevées, formées de sable presque pur, ne le sont pas du tout. Les animaux vaccinés seront, aussitôt l'expérience finie, mêlés à d'autres et parqués sur les points les plus meurtriers.

Toutes les précautions ont été prises pour que le charbon n'éclate pas spontanément sur les animaux en expérience. Ils ont été achetés dans un village où le charbon est inconnu de mémoire d'homme et installés le 1er avril dans une grange neuve dont on a bétonné le sol et les murs à 1 m.50 de hauteur pour la désinfection. Les 50 moutons provenant de cet achat étant très maigres quoique non cachectiques, je n'en ai pris que 30 des meilleurs et j'ai choisi 20 belles brebis d'un an dans les troupeaux de Packisch où on n'a pas perdu depuis janvier dernier. Les bêtes à cornes sont au nombre de 12: 4 boeufs de travail, 2 jeunes taureaux, 2 vaches pleines, 2 vaches laitières et 2 génisses. Les moutons maigres employés ont été numérotés de 1 à 15 et de 26 à 40 sur le dos, à l'encre grasse (ils sont tous tondus fraîchement); les brebis d'un an de 16 à 25 et de 41 à 50; les bêtes à cornes de 1 à 12 dans l'ordre ci-dessus. J'ai inoculé 1/6 de seringue aux 25 premiers numeros des moutons et ½ seringue aux numeros impairs des bêtes à cornes.

Les températures ont été prises: elles étaient normales. J'ai examiné les bêtes une à une: elles m'ont paru saines et pas du tout anémiques. L'assistant de M. Müller reste 4 ou 5 jours à Packisch et prendra la température une fois par jour; s'il aperçoit q.q. symptôme grave il me télégraphiera aussitôt et j'irai le rejoindre. J'ai cru inutile de rester à Packisch après la première inoculation; je le ferai après la seconde. Il me fallait d'ailleurs être à Berlin aujourd'hui pour retirer ma malle saisie par la douane à Cologne pendant que je dînais tranquillement me reposant sur l'assurance que m'avaient donnée mes compagnons de voyage de n'être visité qu'à Berlin.

J'ai vu ce matin le ministre de l'agriculture. Il désire beaucoup le succès de l'expérience (sic), cette méthode devant apporter un soulagement à son ministère. Il m'a demandé si vous envoyez du vaccin à l'étranger et j'ai répondu oui. Les règlements sont ici très sévères. Tout animal mort du charbon est désinfecté par

choice. Packisch is one of the areas most affected by anthrax. The low alluvial lands on the right bank of the Elbe are the most deadly. The higher lands, consisting of almost pure sand, are not at all nocuous. Immediately after the conclusion of the experiment, the vaccinated animals will be mixed with others and penned in the most murderous locations.

All precautions have been taken to prevent the spontaneous outbreak of anthrax in the experimental animals. They were bought in a village where anthrax is unknown in the memory of man, and were installed on April 1 in a new barn, in which the floor and the walls to a height of 1.50 m. have been covered with concrete for disinfection. The 50 sheep in this purchase being rather thin, but not cachectic, I took only the best 30, and I chose 20 nice year-old ewes from the flocks of Packisch, from which no animals have been lost since last January. The cattle consist of 12 animals: 4 work oxen, 2 young bulls, 2 pregnant cows, 2 milch cows, and 2 heifers. The thin sheep that were used have been numbered on their backs from 1 to 15 and from 26 to 40 with heavy ink (they are freshly shorn). The year-old ewes are numbered from 16 to 25 and from 41 to 50. The cattle from 1 to 12 in the same order as indicated. I injected 1/6 of a syringe into the first 25 numbered sheep, and ½ syringe in the uneven-numbered cattle.

Their temperatures were taken; all were normal. I examined the animals one by one; they appeared to be healthy and not at all anemic. Müller's assistant will remain for 4 or 5 days in Packisch and take their temperature once a day. If he observes any serious symptoms, he will cable me immediately and I shall go there. I thought it unnecessary to stay in Packisch after the first inoculation. I shall remain after the second. Moreover, I had to be back in Berlin today to pick up my trunk, which was seized by the customs in Cologne while I was dining peacefully, having been assured by my traveling companions that the customs inspection would not take place until we reached Berlin.

This morning I saw the minister of agriculture. He has high hopes for the success of the experiment (sic), anticipating that this method will relieve his department. He asked if you send vaccine abroad and I answered yes. The regulations here are

l'acide sulfurique ou par un séjour de 24 heures dans un bain de vapeur à 100°. Depuis ces mesures les cas de charbon ont diminué d'une manière notable. Il m'a demandé si vous aviez étudié l'inoculation de la péripneumonie qui sévit assez cruellement en Saxe et en Bavière. J'ai répondu que vous deviez vous occuper prochainement de cette question.

Vous recevrez probablement une demande d'expérience ou de vaccin pour la faire de M. Lydtin, conseiller de médecine pour le grand Duché de Bade. Il est venu assister à l'inoculation d'hier à Packisch. On peut avoir, je crois, pleine confiance en lui. Les expériences d'Italie pourtant ne sont pas favorables à cette manière de voir: on m'en a parlé beaucoup ici et on me demandait d'expliquer le succès divers des divers expérimentateurs italiens. Chez un d'eux sur 4 moutons vaccinés 2 sont morts à l'inoculation virulente; je l'ignorais. La vaccination démontrée deviendrait immédiatement obligatoire dans le Grand Duché de Bade, où l'on perd beaucoup, oblige à détruire le corps des animaux charbonneux et indemnise. Mr. Lydtin m'a affirmé que les cas de charbon, sous formes d'oedème de la gorge, étaient fréquents chez les porcs dans son pays et que ces animaux mourraient en 5 ou 6 heures.

La seconde inoculation sera faite le mercredi 19 avril; la commission et les invités sont convoqués pour ce jour-là à Packisch. Il y aura donc 14 jours d'intervalle comme vous en étiez convenu avec moi.

Pour éviter les embarras de douane il faut m'envoyer le vaccin par l'ambassade française ou l'ambassade prussienne. Mr. Beyer m'a offert de le faire venir par l'ambassade prussienne qui a des courriers journaliers. Si vous préférez la voie française j'irai à l'ambassade.

Mr. Virchow m'a dit que son assistant, Mr. Grawitz éprouvait des difficultés à répéter ses expériences sur l'aspergillus glaucus et il a ajouté avec un sourire, mais sans malice je crois, que c'était un accident fréquent dans les laboratoires. J'espère occuper utilement mon temps ici, le Ministre m'ayant ouvert tous les instituts.

Pour satisfaire la commission, il faudra inoculer les animaux avec du sang: vous pourriez m'envoyer du virus avec lequel je ferai périr un mouton dont le sang servirait à l'inoculation.

very strict. Any animal that dies of anthrax is disinfected with sulfuric acid or with a 24-hour vapor bath at 100 degrees C. Since the application of these measures, the incidence of anthrax has been notably reduced. He asked me if you had studied the inoculation of pleurisy, which is very severe in Saxony and Bavaria. I answered that you would deal with this problem soon.

You probably will receive a request for an experiment or for the vaccine to conduct one from M. Lydtin, medical counsellor of the Grand Duchy of Baden. He attended the inoculation in Packisch yesterday. I think one can have full confidence in him. The results of the Italian experiments, however, are not in support of our view of the problem. I have been told a lot about them here, and have been asked to explain the varied successes obtained by several Italian investigators. One of them vaccinated 4 sheep, 2 died after the virulent inoculation. I did not know this. Once the efficacy of the vaccination is demonstrated, it will immediately become mandatory in the Grand Duchy of Baden, where a lot of animals are lost, and where the bodies of animals killed by anthrax must be destroyed and the owners receive an indemnity. M. Lydtin affirmed that cases of anthrax, appearing as throat edemas, were frequent in swine in his country, and that the animals died within 5 to 6 hours.

The second inoculation will be made on Wednesday, April 19. The commission and guests have been asked to convene in Packisch on that day. There will be, therefore, an interval of 14 days, as you and I agreed.

In order to avoid difficulties with the customs, you must send me the vaccine through the French or Prussian embassies. M. Beyer offered to have it sent through the Prussian embassy, which has daily mail service. If you prefer the French way, I will go to the embassy.

M. Virchow told me that his assistant, M. Grawitz, has run into difficulties in repeating his experiments on aspergillus glaucus, and he added with a smile—but without malice I think—that it was a frequent accident in the laboratories. I hope to use my time here efficiently, the minister having opened all of the institutes to me.

Je suis très anxieux de connaître le résultat de vos inoculations du petit organisme des porcs.

Faites mes amitiés à Chamberland et à Roux et recevez l'assurance de tout mon dévouement.

L. Thuillier

Les bêtes à cornes sont réunies, les 2 lots de moutons (vaccinés et témoins) sont séparés par une cloison de planches. J'ai trouvé ici la carte de M. Eugène Semmer, professeur à Dorpat en Russie qui me demandait la date de votre prochaine expérience à Pouilly-le-Fort.* C'est un des 4 envoyés russes. Je lui ai dit que je la croyais fixée au mois de juin mais sans date encore précise et l'ai invité à se renseigner auprès de vous.

L. T.

* Il s'agit des fameuses expériences de vaccination anticharbonneuse, effectuées dans la ferme de Pouilly-le-Fort, près de Melun.

10 *Thuillier à Pasteur*

Berlin, 12 avril 1882

Cher Maître,

Je vous envoie de bonnes nouvelles des animaux de Packisch. Je n'ai pu le faire plutôt n'en ayant point reçues moi-même. L'assistant d'anatomie, M. Boether, chargé de surveiller les animaux les premiers jours après la vaccination, est rentré hier soir à Berlin. Du 5 au 10 avril inclusivement il a pris chaque jour et à la même heure la température, le nombre des pulsations et des respirations. Presque tous les moutons ont monté de 0°, 3 les uns vers le 3ème., les autres vers le 5ème. jour. Celle des boeufs n'a pas bougé : la génisse a présenté pourtant un jour un accroissement de 0°, 6 dû à son entrée en rut. L'appétit a toujours été excellent.

In order to satisfy the commission, I will have to inoculate the animals with blood. You could send me some virus that I can use to kill a sheep whose blood would then be used for the inoculation.

I am very anxious to learn the result of your inoculations with the small organisms of swine.

Give my friendly regards to Chamberland and Roux, and receive the assurance of my complete devotion.

L. Thuillier

The cattle have been gathered; the 2 groups of sheep (the vaccinated ones and the controls) are separated by a wooden wall. I have received a card from M. Eugène Semmer, professor at Dorpat in Russia, who asks for the date of your next experiment at Pouilly-le-Fort.* He is one of the 4 Russian envoys. I told him that I thought it would be sometime in June but that no definite date had been set. I asked him to write to you.

L. T.

* This refers to famous experimental anthrax vaccinations that were performed at the farm of Pouilly-le-Fort, near Melun.

10 *Thuillier to Pasteur*

Berlin, April 12, 1882

Dear Master,

I send you good news of the Packisch animals. I could not do so earlier, since I did not have it myself. The anatomy assistant, M. Boether, who was responsible for observing the animals during the first days after the vaccination, returned to Berlin last night. From April 5 through the 10th he recorded the temperatures, and the pulse and respirations, each day at the same hour. Almost all of the sheep had a temperature rise of 0.3° C, some on the third day, the others toward the 5th. The temperature of the oxen remained constant. The heifer, however, has had an increase of 0.6°C related to the beginning of rut. Their appetite

Le débit des laitières n'a pas varié. Les 30 moutons maigres prospèrent, paraît-il, à vue d'oeil.

Je crois vous avoir dit que toute la nourriture est amenée d'un domaine où le charbon est inconnu. A Packisch le charbon a fait périr ces jours derniers un mouton. Le propriétaire, resté seul à la garde de l'expérience, doit envoyer un télégramme dès qu'une bête, vaccinée ou non, paraîtra malade.

Envoyez-moi le second vaccin de façon qu'il arrive à Berlin le mardi 18 au plus tard. Le train qui doit nous conduire le mercredi 19 à Packisch part à 9 h. du matin. Vous joindrez deux aiguilles à mouton, l'une des miennes s'étant dessoudée et cet accident pourait se renouveler.

Vous recevrez probablement ces jours ci la nouvelle d'une grande découverte de Koch. Elle date du 24 mars, mais l'imprimé n'en est pas encore paru. C'est l'étiologie de la tuberculose. Un collègue de Koch m'en a procuré un tirage à part et en voici le résumé.

Expérience de Villemin* et autres sur la transmissibilité de la tuberculose.

Existence chez tous les sujets tuberculeux, dans l'intérieur des cellules géantes dans les tubercules frais, dans les parties infiltrées, et sur les bords des tubercules vieux caséifiés de petits bâtonnets (bacillus) caractéristiques. Il les caractérise nettement par un procédé de coloration particulier. On étend sur la lamelle la coupe, ou le caseum d'un tubercule, on le désséche et même chauffe un peu pour coaguler complètement. On laisse alors séjourner dans une solution aqueuse de bleu de méthyle, additionée de potasse, passée à l'alcool, puis dans une solution de Vésuvine, puis à l'eau distillée. Les tissus et organismes étrangers sont alors colorés en brun, les baccillus de la tuberculose en bleu.

Ces bâtonnets ressemblent à ceux de la lèpre, mais sont plus minces : 3 à 4 µ de long sur 0,7 à 0,9 µ de large, pointus aux extrémités.

Inoculés à 150 animaux, cobayes surtout, chat, lapin, pigeon, grenouille, souris, ils ont reproduit la tuberculose.

La place d'inoculation la plus avantageuse est la chambre

*Le Dr. Villemin, du Val-de-Grâce, effectua des recherches sur la tuberculose.

has been excellent throughout. The production of the milch cows did not vary. The 30 thin sheep appear to be improving markedly.

I think I mentioned that the fodder comes from an estate where anthrax is unknown. At Packisch, a sheep died recently of anthrax. The owner, who alone remains in watch of the experiment, has been instructed to send a telegram immediately the moment an animal, vaccinated or not, seems to be sick.

Send me the second vaccine so that it will arrive in Berlin no later than Tuesday the 18th. The train that will take us to Packisch on Wednesday the 19th leaves at 9 o'clock in the morning. Also, send two sheep needles, since one of mine is unsoldered and such an accident could happen again.

You will probably receive one of these days news of Koch's great discovery. It is dated March 24, but has not yet been printed. It concerns the etiology of tuberculosis. One of Koch's colleagues got me a copy, and here is a résumé:

Experiment of Villemin* and others on the transmissibility of tuberculosis.

Small characteristic rodlets (bacillus) exist in all individuals with tuberculosis within the giant cells in fresh tubercles, in the affected tissue, and on the edges of old casefied tubercles. He characterizes them precisely, using a special staining method. The section or the caseum of a tubercle is stretched over the cover slip, dried and even heated slightly in order to coagulate it completely. After exposure to an aqueous solution of methyl blue, to which potash has been added, it [the section] is passed through alcohol, then through vesuvin solution, and finally through distilled water. The tissues and foreign organisms are then stained brown, the bacilli of tuberculosis blue.

These rodlets are similar to those of leprosy but thinner: three to four microns long, by 0.7 to 0.9 micron wide, with tapered ends.

Inoculated in 150 animals, mostly guinea pigs, cats, rabbits, pigeons, frogs, and mice, they reproduced tuberculosis.

The best place for inoculation is the anterior eye chamber,

* Dr. Villemin, physician of the Val-de-Grâce, who performed tuberculosis research.

antérieure de l'oeil, puis les veines, enfin le tissu cellulaire sous-cutané. Si on n'injecte que dans l'épiderme ou la cornée le résultat est nul. Les animaux maigrissent rapidement et meurent de 1 à 3 mois, tandis que des témoins vivant au milieu d'eux restent sains.

Il a réussi à cultiver ces bacillus sur la gélatine obtenue en chauffant une heure chaque jour, pendant 4 ou 5 jours, du sérum de sang de boeuf ou de mouton à 58°, et portant le 6ème. jour la température à 68° (je crois). L'organisme ne se développe qu'entre 31° et 42° et très lentement. Le développement ne devient apparent qu'au bout d'une semaine.

L'inoculation de cultures, éloignées de 7 mois à partir de l'ensemencement par une prise sur l'animal ou l'homme, et de n° d'ordre 6 ou 7, a reproduit la tuberculose chez tous les animaux, les témoins n'ayant présenté aucun tubercule à l'autopsie.

La désinfection des instruments a toujours été effectuée. Les animaux sont dans une serre chauffée et tenus fort proprement.

Ces bâtonnets donnent de 2 à 4 spores dans l'organisme animal. On les retrouve dans les crachats des phtisiques. Ceux-ci desséchés conservent leur virulence pendant 1 mois et plus.

Il termine par q.q. conseils relatifs à la destruction des crachats et désinfection des habits et literies, et par la déclaration qu'il s'est occupé seulement de l'étiologie et qu'il laisse à d'autres le soin de tirer de son travail des résultats thérapeutiques.

Après la lecture de ce mémoire fort bien présenté je n'ai pu résister au désir de voir ces choses. Mr. Koch m'a reçu ce matin, montré ses préparations qui sont très nettes, les poumons, foie, rate, diaphragme, intestins, conservés dans l'alcool, d'animaux inoculés par ces cultures et morts ou sacrifiés, lesquels étaient remplis de tubercules. J'ai voulu voir l'installation de ses animaux qui est très saine. Je n'ai trouvé rien qui ouvre la porte aux objections, sauf peut-être son mode de culture. Ses cultures répétées ne permettent pas d'affirmer l'élimination de la semence originelle, parce que la culture sur un témoin solide s'étend fort peu et qu'on receuille la récolte à l'endroit même où on a déposé la semence. Mais ce n'est pas une grosse objection.

Il a un microscope de Zeiss à immersion avec un système d'éclairage particulier. Un écran mobile permet d'avoir la lumiè-

then the veins, and finally the subcutaneous tissue. If the injection is made in the epidermis or the cornea the result is negative. The animals lose weight rapidly and die in 1 to 3 months, whereas the controls living among them remain healthy.

He succeeded in culturing these bacilli on gelatin obtained by heating ox or sheep blood serum at 58°C each day for 4 or 5 days, and on the 6th day raising it to 68°C (I think). The organism develops only between 31°C and 42°C, and then very slowly. The development becomes apparent after one week.

The inoculation of cultures, originating 7 months after seeding with a sample taken from an animal or man and of the order number 6 or 7, reproduced tuberculosis in all animals. The controls did not show any tubercles on autopsy.

The instruments have always been disinfected. The animals are kept in heated rooms and kept very clean.

These rodlets produce 2 to 4 spores in the organism of the animal. They are also found in the sputum of consumptives. These latter, when dried, retain their virulence for 1 month and more.

He concludes by giving advice relative to the destruction of sputum and disinfection of clothing and bedding and with the statement that he dealt only with the etiology and that he was leaving to others the possibility of deducing therapeutic possibilities from his work.

After having read this paper, I could not resist the desire to see these things. M. Koch received me this morning and showed me his preparations, which are quite clear; the lungs, liver, spleen, diaphragm, intestines of animals that were inoculated with his cultures, and which then had died or were killed and [found to be] filled with tubercles, are preserved in alcohol. I wanted to see his animal quarters, which are very clean. I did not find anything to criticize except, perhaps, his method of culture. His repeated cultures do not allow one to be sure that the original seed has been eliminated, since the culture on a solid control spreads out very little and the harvest is taken at the very place where the seed was deposited. But this is not a major criticism.

He has a Zeiss microscope with immersion, and a special lighting system. A movable screen permits him to have an oblique

re oblique qui montre le contour des cellules et pas du tout les bacillus; en le retirant on a la lumière perpendiculaire qui montre les colorations, et notamment les bacillus très nettement colorés. Son miroir est plan.

Un de ses assistants étudie en ce moment la bactérie du pus bleu et la production de pyocyanine et xanthocyanine. Mr. Gessard* a la priorité de publication.

Ma visite a duré une heure et il n'a pas été question de charbon. Mr. Koch. n'est pas aimé de ses collègues. Mr. Struck est un ignorant intriguant qui n'occupe la direction du Reichsgesundheitsamt que grâce à sa qualité de médecin de Mr. de Bismarck. Il est fort méprisé. Son protégé Mr. Koch endosse une partie du mépris porté à son protecteur; de plus, ayant toujours vécu dans une petite ville de Posen, loin des centres scientifiques, il est un peu rustique et ignorant du langage parlementaire.

Faites mes amitiés à Roux et Chamberland et croyez à mon entier dévouement.

L. Thuillier

* M. Gessard (1850–1925), professeur agrégé à l'Ecole de Santé Militaire du Val-de-Grâce, étudia le phénomène du pus bleu et découvrit le bacille pyocyanique.

11 *Pasteur à Thuillier*

Paris, le 15 avril 1882

Mon Cher Thuillier,

J'ai reçu vos lettres des 6 et 12 avril. Si je n'ai pas répondu à celle du 6 pour vous dire que toutes les précautions prises par la commission me paraissaient excellentes, c'est que nous avons eu un grand chagrin de famille. Notre dernière petite-fille est morte âgée d'un mois. C'est également cette circonstance qui m'a empêché de répondre à M. Beyer qui a eu l'obligeance de me faire connaître la composition de la commission, qui offre toutes les garanties désirables de compétence scientifique et agricole.

Je vais me rendre aux ambassades afin de préparer l'expéditon

light that shows cellular outlines but not the bacilli. When the screen is removed the light is perpendicular and the stains, in particular the stained bacilli, are very clearly shown. His mirror is flat.

One of his assistants is now studying bacteria of the blue pus and the production of pyocyanin and xanthocyanin. M. Gessard* has publication priority.

My visit lasted only an hour and we did not discuss anthrax. M. Koch is not liked by his colleagues. M. Struck is an intriguing ignoramus who has obtained his position as director of the Reichsgesundheitsamt only because he is Bismarck's physician. He is very unpopular and his protégé, M. Koch, shares some of the contempt in which his protector is held. Furthermore, having always lived in a small town [sic] of Posen, far away from the scientific centers, [Koch] is a bit of a rustic and is ignorant of the parliamentary language.

Give my friendly regards to Roux and Chamberland and be sure of my complete devotion.

L. Thuillier

* M. Gessard (1850–1925), professeur agrégé at the Military Health School of Val-de-Grâce, studied the so-called blus pus and discovered the bacillus pyocyaneus.

11 *Pasteur to Thuillier*

Paris, April 15, 1882

My dear Thuillier,

I have received your letters of April 6 and 12. If I have not answered the one of April 6, to tell you that all the precautions taken by the commission seem to be excellent, it is because we have had a great family sorrow. Our youngest granddaughter died at the age of one month. This is also why I could not reply to the letter of M. Beyer, who was kind enough to inform me of the composition of the commission, which presents every desirable guarantee of scientific and agricultural competence.

I am going to the embassies to arrange for the safe transport

sûre de deux envois identiques du 2ème. vaccin. Si une des boîtes se perd ou arrive en retard il est vraisemblable que pareil accident n'arrivera pas pour la seconde. Prenez lequel des deux tubes vous désirerez. Leur liquide à tous deux sortira du même vase. Avant de fermer ma lettre, je vous dirai ce qui m'aura été répondu aux ambassades. Partant demain 16, le deuxième vaccin vous arrivera le mardi 18. Vous l'aurez donc avant votre départ pour Packisch le 19 à 9 h. du matin.

Nous avons été vraiment intéressés par votre dernière lettre. Aussi devrons-nous tout faire pour avoir notre victoire de Salamine.

Mille bonnes amitiés, mon cher Thuillier.

L. Pasteur

Prenez force notes sur tout ce que vous voyez. Instruisez-vous le plus possible pour nous transmettre le fruit de vos observations et de votre instruction. Ci-joint une lettre de M. de Berg que j'ai ouverte parce que mon nom se trouvait également sur l'enveloppe. Je place la photographie dans votre tiroir.

Je reviens de l'Ambassade et de la Poste. Demain 16 partira un petit colis par la poste, à votre adresse, portant, *échantillon sans valeur—vaccin* et recommandé.

Si après l'heure de réception des lettres, mardi, vous ne recevez pas le colis, allez le réclamer à la poste. Ces colis ne sont pas ouverts et arrivent comme des lettres.

12 *Thuillier à Pasteur*

Berlin, 18 avril 1882

Cher Maître,

J'ai reçu hier votre lettre du 15 et ce matin la boîte annoncée renfermant deux seringues et deux tubes de second vaccin. Tout était en bon ordre. J'ai cependant mis immédiatement les deux tubes à reposer verticalement et j'emploierai le plus limpide.

Je n'attendais pas plus tôt de lettre de vous, ayant appris jeudi par les journaux français la perte que vous aviez faite. Cette

of two identical shipments of the 2nd vaccine. If one of the packages is lost or arrives late, it can be presumed that this will not also happen to the second. Use either tube, as you wish; the contents of both will be from the same vessel.

Before closing this letter, I should mention what the embassies will tell me. If it is sent tomorrow the 16th, the second vaccine will reach you on Tuesday the 18th. You will receive it then before your departure for Packisch at 9 o'clock on the morning of the 19th.

We were very much interested in your last letter. We must, therefore, do everything to obtain our salaminian victory.

A thousand friendly regards, my dear Thuillier.

L. Pasteur

Make many notes, record everything you see. Find out as much as possible in order to be able to give us the fruit of your observations and knowledge. You will find enclosed a letter from M. de Berg, which I opened since my name was also on the envelope. I am putting the photograph in your drawer.

I just returned from the embassy and the post office. Tomorrow the 16th a small parcel will be mailed to your address with the label: *specimen without value—vaccine—*registered mail.

If you do not receive the package on Tuesday in the regular mail delivery go to the post office to claim it. These parcels are not opened and are delivered like letters.

12 *Thuillier to Pasteur*

Berlin, April 18, 1882

Dear Master,

Yesterday I received your letter of the 15th, and this morning the promised package containing two syringes and two tubes of the second vaccine. All was in good order. However, I immediately put the two tubes in an upright position, and I shall use the clearer one.

I did not expect to get a letter from you earlier, having learned

nouvelle, tout à fait inattendue, m'a profondément surpris. J'en ai fait part à Mr. Beyer que j'eus l'occasion de voir dans la même journée.

La seconde inoculation a lieu demain. Je resterai jusqu'à dimanche à Packisch et dans les environs. Je vous enverrai dimanche ou lundi des nouvelles. Mais je dois, dès à présent, vous avertir que la commission n'a foi que dans le sang d'un mouton mort spontanément du charbon pour la constation de l'immunité. Si vers le premier mai un mouton mourait spontanément à Packisch, comme cela est arrivé déjà la semaine dernière, la commission auriat certainement des velléités de prendre son sang pour l'inoculation de tout ou partie des animaux en expérience. Faut-il accepter? Ou bien faut-il, comme à Nevers je crois, inoculer le samedi 29 avec une culture que vous m'enverriez le mercredi 26, un mouton dont le sang servirait à l'inoculation générale le 1 ou le 2 mai?

Cette question me sera certainement posée à mon retour de Packisch. Ecrivez-moi, je vous prie, à cette date, ce que je dois faire, d'après les résultats des réinoculations que vous avez faites. Bien qu'absent je garde ma demeure au Central Hotel.

La réponse de Mr. Bouley à l'article de Mr. Koch est arrivée la semaine dernière à Berlin et y a beaucoup circulé. On m'en a parlé à plusieurs reprises. Cet article fait plus que jamais des expériences de Packisch une partie engagée contre Mr. Koch. Heureusement que Mr. Virchow est de la commission et que sa signature au bas du rapport en fera un article de foi devant lequel Mr. Koch lui-même devra s'incliner.

Cette semaine, je n'ai rien pu voir des sujets qui nous intéressent: chômage et nettoyage dans tous les instituts et laboratoires. Je n'ai pu rencontrer Mr. Grawitz. Il a échappé à ma poursuite avec une exactitude surprenante. Les cours et les travaux reprennent en ce moment et la semaine prochaine j'espère pouvoir m'instruire beaucoup.

Faites mes amitiés à Chamberland et Roux et recevez l'assurance de mon dévouement.

L. Thuillier

Thursday through the French papers of the loss you have suffered. This completely unexpected news came as a deep shock. I informed M. Beyer, whom I saw on that day.

The second inoculation will take place tomorrow. I will stay in or near Packisch until Sunday, and I will send you news on Sunday or Monday. But I must tell you now that the commission is convinced that immunity can be demonstrated only with blood from a sheep that has died spontaneously from anthrax. If around the first of May a sheep should die spontaneously at Packisch, as has already happened last week, the commission would surely want to take its blood to inoculate all or some of the experimental animals. May we do this? Or should we, as in Nevers, I think, inoculate on Saturday the 29th—using the culture that you will be sending me on Wednesday the 26th—a sheep whose blood could then be used for the general inoculation on May 1 or May 2?

This request will certainly be made of me when I return from Packisch. Please write on this date and let me know what I should do, based on the results of the reinoculations you are now performing.

Although I am away, I am keeping my room at the Central Hotel.

The reply of M. Bouley to M. Koch's article was received in Berlin last week and has been widely circulated. Several people have spoken to me about it. This article makes the Packisch experiments seem more than ever a direct competition with M. Koch.

Fortunately M. Virchow is a member of the commission and his signature on the report will be testimony before which even M. Koch will have to bow.

I was not able to see anything this week on the subjects that interest us: shut-down and cleaning in all institutes and laboratories. I was unable to meet M. Grawitz. He eluded my grasp with surprising finesse. Teaching and research have now been resumed, and I hope to be able to learn a lot next week.

Give my friendly regards to Chamberland and Roux, and be assured of my devotion.

L. Thuillier

Paris, le 20 avril 1882

Mon Cher Thuillier,

Je réponds à votre lettre du 18 Avril.

Je comptais bien que la commission de Berlin voudrait faire l'épreuve de l'immunité avec du sang charbonneux de mouton mort spontanément. Le 2ème. vaccin que vous avez inoculé hier a été inoculé *d'emblée*, sans avoir comme les vôtres reçu un 1er. vaccin, à 10 moutons allemands achetés à La Villette, le 7 avril, à la ferme de la Faisanderie*. Tous ont été malades, c'est-à-dire que leur température s'est élevée sensiblement; mais aucun d'eux n'est mort.

Hier, 19, le jour même où vous avez opéré à Packisch, ces 10 moutons ont été inoculés par du sang pris sur un mouton mort par inoculation d'une bactéridie provenant d'un mouton mort spontanément dans le Loiret. Bref, ce sang est évidemment virulent au maximum. Dans quelques jours nous aurons un résultat. Si le 25, par exemple, il n'y a pas de mortalité dans ces 10 moutons, vous pouvez être assuré que vos animaux sont bien vaccinés, même pour un sang charbonneux très virulent. Je vous enverrai le tableau des températures et des résultats, bien avant l'époque du 1er ou 2 mai. Supposons que parmi ces 10 moutons il y ait des morts: dans ce cas, j'écrirais au Président de la commission 1°) que j'ai appris le désir exprimé par la commission d'inoculer du sang charbonneux, que ce désir est également le mien. 2°) que je tiens essentiellement à un succès à Packisch parce que le rapport de la commission de Berlin aura un grand effet et retentissement et que, dans ces conjonctures, je demande une 3ème. inoculation vaccinale afin d'être plus sûr de la vaccination au maximum. Dans ce cas, je vous enverrais pour 3ème. vaccine un vaccin plus virulent encore que le 2ème. qui assurerait les résultats de l'inoculation finale.

Au point de vue scientifique, la commission serait heureuse sans doute de constater cette progression dans la virulence et du vaccin et de leurs effets, mais, je vous le répète, j'appuierais mon désir

* Dans le bois de Vincennes.

Paris, April 20, 1882

My dear Thuillier,

I am replying to your letter of April 18.

Indeed, I expected that the Berlin commission would want to perform a test of immunity using the blood of a sheep that had died spontaneously of anthrax. The 2nd vaccine, with which you inoculated yesterday, was injected *directly* in 10 German sheep that were bought on April 7 from the farm of "La Faisanderie"* at La Villette, without having received a 1st vaccine as have your sheep. All of them have been sick, that is, their temperatures rose appreciably; but not one of them died.

Yesterday the 19th, the same day you inoculated in Packisch, these 10 sheep were inoculated with blood from a sheep that died following inoculation with a bacteridium that came from a sheep that had died spontaneously in the Loiret. In a word, such blood evidently has the maximum virulence. In a few days, we will have the result. If, for example, none of these 10 sheep has died, by the 25th you can rest assured that your animals are well vaccinated even against a very virulent and contagious anthrax blood. Well before May 1 or 2, I shall send you the record of temperatures and results. Let us suppose that among these 10 sheep we have a few deaths. In this case, I shall write to the chairman of the commission: (1) that I have heard of the commission's desire to inoculate with anthrax blood and that this is also my wish, and (2) that I consider it essential that we have a success in Packisch because the report of the Berlin commission will be very important and widely received, and that under these circumstances I want a 3rd vaccine inoculation in order to be absolutely certain of the vaccination. In this event, I will send you a 3rd vaccine that will be even more virulent than the 2nd one, and which should assure the results of the final innoculation.

From a scientific standpoint, the commission undoubtedly would be glad to observe this progressive increase in the virulence of the vaccine and its effects; but, I tell you again, my de-

---

* In the Bois de Vincennes.

d'agir ainsi sur ma crainte de voir ne pas réussir entièrement mon expérience faite devant une commission de l'importance de celle de Berlin. Vous n'avez pas, du reste, à parler de cela pour le moment puisque ceci est subordonné au résultat de l'essai de la ferme sur nos 10 moutons allemands.

L'épreuve avec du sang charbonneux de mouton mort spontanément à Packisch ne sera pas aussi facile que ces messieurs peuvent le croire. Vous ferez observer qu'il est interdit d'inoculer du sang d'un mouton charbonneux mort depuis plus de 10 à 12 heures. Après 24 heures, à cette saison, le sang d'un cadavre de mouton charbonneux est à la fois charbonneux et septique. Ne l'oubliez pas. Refusez-vous absolument, s'il y a lieu, d'inoculer un sang de mouton dont vous ne connaîtrez pas l'heure de la mort, dont l'autopsie ne vous aura pas prouvé (sang poisseux-bactéridie-rate grosse) qu'il est bien mort charbonneux. S'ils n'ont pas de sang charbonneux *spontané* ils n'auront qu'un moyen, celui d'inoculer 1 ou 2 moutons par du virus chaud et virulent et d'attendre leur mort.

En résumé, si, à votre retour de Packisch, comme vous le prévoyez, on vous pose la question d'inoculation par du sang et non par culture virulente, vous pourriez répondre que vous croyez que mon intention était d'inoculer une culture dont la virulence d'ailleurs serait assez prouvée par la mort des non-vaccinés et leur autopsie—que vous allez m'informer du désir de la commission. Cela gagnera assez de temps pour que nous ayons le résultat de la ferme de Vincennes. Vous pourrez ajouter que, jusqu'à présent, on n'a fait l'épreuve par du sang qu'à la ferme de Lambert, près de Chartres.

L'insuccès des Italiens, à l'Ecole de Turin, est attribué par M. Perroncito* à ce qu'on a inoculé du sang putréfié.

J'ai écrit au directeur de l'Ecole pour avoir connaissance de l'intervalle de temps exact, écoulé entre la mort du mouton et l'inoculation de son sang. Ne laissez pas la commission s'exposer à une telle faute.

Mille bonnes amitiés.

L. Pasteur

Vous me donnerez les températures des bêtes après la 2ème. inoculation du 19.

* Perroncito, vétérinaire italien ayant travaillé sur le choléra des poules.

cision to proceed along these lines is based on my fear of having a not-entirely-successful experiment witnessed by a commission of such importance as that of Berlin. Moreover, you do not have to speak about that right now, since it is secondary to the result of the farm trial on our 10 German sheep.

The test at Packisch, using anthrax blood of a spontaneously dead sheep, will not be so easy as these gentlemen seem to believe. You should mention that it is impossible to inoculate with blood drawn more than 10 to 12 hours after a sheep has died of anthrax. After 24 hours, during this season, the blood of sheep killed by anthrax is loaded with bacteridia and is also septic. Do not forget it. If necessary, refuse categorically to inoculate with blood from a sheep unless you know the hour of its death, and unless the autopsy has shown conclusively that anthrax was the cause of death (sticky blood—bacteridia—enlarged spleen). If they do not have blood from *spontaneous* anthrax, they will have only one alternative: to inoculate 1 or 2 sheep with hot and virulent virus and wait for the animals to die.

In summary, if on your return from Packisch, as you foresee, they should ask you about inoculating with blood instead of virulent culture, you could answer that you think my intention was to inoculate a culture, and one whose virulence has been adequately demonstrated by the death of the non-vaccinated and their autopsies, but that you will inform me of the commission's request. This would give us enough time to have the results at the farm in Vincennes. You could add that, to date, the blood test has been tried only at the Lambert farm near Chartres.

According to M. Perroncito,* the failure of the Italians, of the Turin school, is related to the fact that putrid blood was used for inoculations.

I have written to the director of the school asking that I be informed of the precise time interval between the death of the sheep and the blood inoculation. Do not let the commission make such a mistake.

A thousand friendly regards,   L. Pasteur

Let me have the temperatures of the animals after the 2nd inoculation on the 19th.

* An Italian veterinarian who studied chicken cholera.

Berlin, Central Hotel, 24 avril 1882

Cher Maître,

Mauvaises nouvelles : 2 moutons morts, un presque perdu et 3 autres à température très élevée.

La seconde vaccination a été faite le 19 à midi avec toutes les précautions requises. Le 21, 48 heures après, mourait une des brebis grasses d'un an, le n° 20, sans que sa température se fût élevée et eût fait prévoir cette terminaison. Ce jour là 3 autres brebis de un an, et 5 des moutons maigres de 2 ans avaient plus de 41°. Le lendemain 22 la température tomba sauf chez 2 de chaque espèce, les nos. 2, 7, 18, et 24. Le dimanche 23 à 4 h. du soir mourut le n° 18. Aujourd'hui les n° 2, 7 ont encore 41°5; le n° 24 à 41°9 et paraît très malade.

En général les moutons maigres de 2 ans ont été moins malades que les brebis de 1 an. Cependant chez tous il y a eu une forte élévation de température. Ce sont des produits de brebis mérinos Rambouillet et de bélier anglais Sawsdhown.*

Les boeufs ont été aussi fortement éprouvés. La génisse n'a pas mangé le 21 et sa température a atteint 41°; depuis elle va bien. La laitière a eu également forte fièvre et tarissement du lait pendant 2 jours. Un boeuf de labour, le n° 3 a depuis le 23 un oedème gros comme les 2 poings tendant à descendre dans la jambe; hier et aujourd'hui il avait 41°5.

L'autopsie des 2 moutons morts a montré les lésions d'un charbon généralisé mais pas très accusé. Les bactéridies abondaient dans le sang et la rate, bien que celle-ci ne fût que légèrement épaissie.

La contradiction de vos résultats à Vincennes et des miens à Packisch me porte à penser que la double vaccination n'est préférable à la vaccination en une seule fois que pour 2 vaccins de même origine: soit 2 vaccins de la chaleur sans passage par cobaye ou souris, 2 vaccins du bichromate sans passage également, un 1er. de souris avec 2ème, ayant passé finalement par q.q. souris, ou un 2ème. de cobaye avec un 1er. ayant passé par un jeune cobaye. Il semble que la culture dans des milieux vivants ou morts différents,

* Southdown.

Berlin, Central Hotel, April 24, 1882

Dear Master,

Bad news: 2 sheep dead, one almost lost, and 3 others with very high temperatures.

The second vaccination was done on the 19th, at noon, with all the necessary precautions. On the 21st, 48 hours later, one of the fat year-old ewes died, No. 20, without the high fever that would have portended this end. On the same day 3 other year-old ewes, and 5 of the thin 2-year-old sheep had more than 41°C. The next day, the 22nd, the temperatures fell, except for 2 of each species, Nos. 2, 7, 18, and 24. On Sunday, the 23rd, at 4 o'clock in the evening, No. 18 died. Today Nos. 2 and 7 still have 41.5°C; No. 24 has 41.9°C and seems very ill.

In general the 2-year-old thin sheep have been less sick than the year-old ewes. However, all had a marked rise in temperature. They are the cross between Rambouillet Merino ewes and an English Sawsdhown* ram.

The oxen have also had a very hard time of it. The heifer did not eat on the 21st and her temperature reached 41°C. Since then she has been fine. The milch cow had also a high fever and gave no milk for 2 days. A plough ox, No. 3, since the 23rd has had a swelling as big as 2 fists spreading down into the leg. Yesterday and today he had 41.5°C.

The autopsy of the 2 dead sheep has shown lesions of generalized anthrax, but they are of moderate intensity. Bacteridia were numerous in the blood and the spleen, although the latter was only moderately thickened.

The inconsistency between your results at Vincennes and mine at Packisch leads me to think that double vaccination is better than single vaccination only when 2 vaccines of the same origin are used (e.g., 2 vaccines of heat, without passage through a guinea pig or a mouse; 2 bichromate vaccines, also without passage; a 1st of mice with a 2nd that has passed finally through some mice, or a 2nd guinea pig with a 1st that has passed through a young guinea pig). It seems that the culture in various living

* Southdown.

différencie de plus en plus les bactéridies, lesquelles provoquent alors des maladies de plus en plus distinctes et ne proviennent pas l'une de l'autre.

Le propriétaire de Packisch, très désireux de mettre ses troupeaux à l'abri du charbon qui lui a encore tué 2 moutons la semaine dernière, n'est plus disposé à le faire actuellement. Au point de vue de la pratique, l'expérience de Packisch est nulle et retardatrice. Au point de vue scientifique, le principal, je crois qu'elle sera considérée comme démonstrative, surtout si l'inoculation virulente réussit. J'espère qu'elle réussira à la suite des graves effets de la seconde. J'ai réservé la question pratique en invoquant les différences de réceptivité des algériens et de nos races françaises, en déclarant que vous n'aviez pas encore eu de moutons allemands à votre disposition. Certainement le propriétaire de Packisch n'hésitera pas, quand vous serez en mesure, à refaire une inoculation d'essai qui convaincra la pratique.

Si vous consentez à l'expérience de Bade elle pourra aussi être utile.

J'ai conservé les doubles de chacun des vaccins employés ici.

J'attends le résultat de votre inoculation virulente. J'espère qu'elle réussira, autrement ce serait à n'y plus rien comprendre.

Je reste à Berlin. Ma présence est inutile à Packisch où je suis une gêne dans la maison très petite et où je ne puis qu'enregistrer les résultats. Je suis d'ailleurs tenu au courant par dépêches de l'assistant Boether chargé de la surveillance par la commission et qui s'en acquitte fort bien. Je vous écrirai mercredi ou jeudi. L'inoculation virulente sera reculée probablement au 4 mai pour permettre à Mr. Virchow, professeur et 2 fois député, d'assister le dimanche 7 aux résultats.

J'ai eu l'occasion de voir à Packisch un cas de rouget (Rothlauf) sur une truie grosse. Mr. Oemler, vétérinaire très estimé ici et faisant force inoculations m'a dit n'avoir jamais trouvé les bacillus de Klein et n'avoir réussi la transmission que par inoculation sous cutanée sur le porc. Ce matin 2 autres porcs étaient malades. La maladie règne avec intensité dans toute l'Allemagne.

J'ai appris, mais très indirectement, que Mr. Müller avait essayé l'inoculation de la salive dans les veines de chiens et avait donné la rage. Je crois que ce n'est pas Mr. Müller; il ne fait guère de

or dead media increasingly differentiates the bacteridia, which then initiate more and more differentiated diseases and do not originate one from the other.

The owner of Packisch, who wants to protect his flocks from anthrax, which killed 2 more of his sheep last week, is no longer willing to do this.

From a practical point of view, the Packisch experiment is worthless and is delaying matters. From the scientific viewpoint, the more important one, I believe it will be considered sufficient proof, especially if the virulent inoculation succeeds. Following the serious effects of the second inoculation, I hope this one will be successful. I will leave aside the practical question of setting forth the different susceptibilities of Algerian and French breeds, by declaring that you never had German sheep at your disposal. Certainly the owner of Packisch will not hesitate if you could again perform another test inoculation that should convince the people.

If you agree to perform the experiment in Bade, it too can be useful.

I have kept duplicates of each vaccine used here. I await the result of your virulent inoculation. I hope it will succeed, otherwise it would be impossible to understand.

I am staying in Berlin; my presence is not required in Packisch, where I would be in the way in the very small house, and where I could do no more than record the results. Moreover, I am kept informed by cables from the assistant Boether, who is charged by the commission to survey the experiment, and who does it very well. I shall write you Wednesday or Thursday. The virulent inoculation will probably be postponed until May 4 in order to allow M. Virchow, professor and twice a member of parliament, to be present on Sunday the 7th for the results.

I had an opportunity at Packisch to see a case of swine fever (Rothlauf) in a pregnant sow. M. Oemler, a highly esteemed veterinarian who is doing a lot of inoculations here, told me that he had never found the Klein bacillus, and that he had succeeded in transmitting the disease only by means of subcutaneous inoculation of swine. This morning 2 other swine were sick. The disease is widespread throughout Germany.

recherches. Mais quelqu'un a dû le faire: le vétérinaire qui me l'a dit ne pouvait pas l'avoir inventé.

On m'a dit aussi que Koch étudiait les cerveaux enragés avec sa méthode de coloration, mais qu'il n'avait rien fait connaître, même de vive voix, sur l'issue de ces recherches.

Recevez, cher Maître, l'assurance de mon dévouement.

L. Thuillier

15 *Pasteur à Thuillier*

Paris, le 24 avril 1882

Mon Cher Thuillier,

Je vous confirme l'existence de deux lettres récentes de moi au sujet d'un essai fait à la ferme de la Faisanderie sur 10 moutons allemands, etc. . . L'épreuve par le sang très virulent est achevée. *Les 10 moutons n'ont plus de bactéries, ont une température normale et vont très bien sous tous les rapports.*

Ayez donc pleine confiance sur l'issue de votre expérience de Packisch. L'expérience de Nevers est également achevée et le résultat est splendide. Tous les non vaccinés morts parmi les moutons. Tous les vaccinés bien portants, aussi vaches et chevaux. Une des vaches non vaccinées est morte et les autres non vaccinées ainsi que les chevaux non vaccinés ont des oedèmes. Il est vrai que vous savez, je crois, qu'à Nevers on a donné un 3ème. vaccin fort issu d'une culture d'ordre élevé. Le vaccin paraît avoir fait merveille. Je n'ai rien reçu de vous au sujet des 2èmes. inoculations à Packisch. Quelles ont été les températures? J'ai eu le regret de ne pouvoir envoyer qu'un seul billet à M. Bilcoq.* Ces malheureuses demandes de billets ont fait mon tourment. Il m'en manque encore 38.

Bien à vous.

L. Pasteur

Ci-joint demande de M. Straus.

* M. Bilcoq, cousin de Thuillier. Ce billet est une invitation à la réception de Pasteur à l'Académie Française.

I learned, but quite indirectly, that M. Müller had tested the inoculation of saliva in the veins of dogs and had produced rabies. This does not sound like M. Müller; he does not do research. But somebody must have done it. The veterinarian who told me this could not have invented it.

I also was told that Koch was studying rabid brains, using his staining method; but that he has not communicated anything, even orally, concerning the result of his investigation.

Receive, dear Master, the assurance of my devotion.

L. Thuillier

15 *Pasteur to Thuillier*

Paris, April 24, 1882

My dear Thuillier,

I confirm to you the existence of my two recent letters concerning a test conducted at the farm of "La Faisanderie" on 10 German sheep, etc. . . . The test with very virulent blood is complete. *The 10 sheep no longer have bacteria; they have a normal temperature and are fine in every respect.*

Therefore, you can have full confidence in the [successful] conclusion of our Packisch experiment. The experiment at Nevers is also done and the result is splendid. All the unvaccinated sheep died. All the vaccinated sheep are healthy, the cows and horses also. One of the unvaccinated cows died, and the other unvaccinated cows, as well as the unvaccinated horses, have edemas. Of course you know, I think, that at Nevers a strong 3rd vaccine, which came from a culture of high degree, was administered. The vaccine appears to have performed wonders. I have not heard anything from you concerning the 2nd inoculations at Packisch. What were the temperatures? I regretted being able to send only one ticket to M. Bilcoq.* These pesky requests for tickets bother me. I am still lacking 38.

Very truly yours,   L. Pasteur

Here enclosed a request of M. Straus.

* M. Bilcoq, a cousin of Thuillier. This "ticket" was an invitation to Pasteur's reception into the French Academy.

Paris, le 26 avril 1882

Mon Cher Thuillier,

Il n'y a pas d'autre explication à l'échec que vous me signalez sinon que c'est une affaire de races. Les deux vaccins que vous avez employés à Packisch ont été utilisés sur un grand nombre de moutons dans les départements qui avoisinent Paris, sans donner lieu à aucune mortalité.

Je vous prie de voir, M. le conseiller d'Etat Beyer et de lui demander de ma part, tout en achevant l'expérience commencée, d'en commencer une nouvelle le plus tôt possible, surveillée par la même commission.

Aussitôt que je connaîtrai l'acceptation de la commission je vous enverrai un nouveau premier vaccin, puis un second 10 à 12 jours après et cette fois proportionnés à la vaccination des bêtes un peu plus susceptibles que les nôtres.

Nous sommes en face d'une circonstance indépendante de notre volonté et des conditions de nos expériences antérieures. Déjà dans mes lettres au Dr. Roloff j'avais insisté sur la question des races qu'on ne peut préjuger a priori. Il y a ici une question de détail et non une difficulté absolue. Car dans l'échelle des vaccins qui est en quelque sorte continue il est facile de trouver ceux qui conviennent aux diverses circonstances de la pratique et les limites entre lesquelles on peut se mouvoir sont larges. Soyez donc sans inquiétude sur le succès ultérieur.

Mille bonnes amitiés.

L. Pasteur

Vous pourrez ne mettre que 10 jours entre les vaccinations, surtout entre la 1ère. et la 2ème., afin de gagner du temps.

Si le propriétaire de Packisch veut faire vacciner son troupeau, ce sera facile, avec garantie 8 jours après la 2ème. vaccination, si son troupeau est exposé à perdre.

---

*La première partie de cette lettre à Thuillier, conservée à l'Université d'Alabama, est écrite de la main de Roux et signée par Pasteur. Elle a été publiée à partir d'un brouillon trouvé dans les papiers de Pasteur (voir Pasteur Vallery-Radot, *Correspondance de Pasteur. 1840–1895.* vol. III, pp. 277–278, Flammarion édit. Paris 1951). Le post-scriptum, de la main de Pasteur, reproduit ci-dessous, est cependant inédit.

Paris, April 26, 1882

My dear Thuillier,

There is no other explanation for the failure you mentioned to me except that it is a matter of breeds. Both of the vaccines you used at Packisch have been tested on a great number of sheep, in different regions around Paris, without any mortality.

I would like you to see the state counsellor, M. Beyer, and ask him on my behalf to begin a new experiment as soon as possible, under the supervision of the same commission, while completing the current experiment at the same time.

As soon as I have been informed of the commission's agreement, I will send you a new first vaccine, and then a second vaccine 10 to 12 days later. This vaccine will be adapted to the vaccination of animals a little bit more susceptible than ours.

We are facing a situation beyond our control and previous experimental conditions. In my letters to Dr. Roloff I have already emphasized the problem of breeds, which cannot be evaluated beforehand. This is a matter of detail, however, rather than an insurmountable obstacle. Within the range of [possible] vaccines, which is somehow continuous, it is easy to find those that are adapted to the various routine circumstances, and the limits between which we can move are broad. Do not fear for our ultimate success.

A thousand friendly regards,

L. Pasteur

You can let only 10 days elapse between the vaccinations, especially between the 1st and 2nd, to gain time.

If the owner of Packisch wants to have his animals vaccinated it will be easy, with a guarantee starting a week after the 2nd vaccination, if his flock has been exposed previously to the disease.

---

* The first part of this letter to Thuillier, held by the University of Alabama, is in Roux's handwriting, but is signed by Pasteur and was published (Pasteur Vallery-Radot, *Correspondance de Pasteur*, Vol. III, pp. 277–278) from a draft found in Pasteur's papers. The postscript, in Pasteur's handwriting, is published here for the first time.

J'ai été fort désolé et navré; mais après révision des vaccinations j'ai la conviction que c'est affaire de races et tout ira bien après la 3ème. vaccination. Et aussi pour les nouvelles. Faites que celles-ci, si on les accepte, soient promptes.

Si la dépense est une difficulté, prenez-la à votre charge. Je vous y autorise.

17 *Pasteur à Beyer**

Paris, 26 avril 1882

Monsieur le Conseiller d'Etat,

Je vous prie de m'excuser de ne pas vous avoir accusé tout de suite réception de votre très obligeante lettre du premier avril. Un malheur de famille m'en a empêché.

Mr. Thuillier m'informe aujourd'hui qu'à la suite de la seconde vaccination quelques moutons sont morts. Ce résultat ne peut être attribué qu'à une question de races. Déjà dans mes lettres au Dr. Roloff j'avais appelé son attention sur ce point. C'est principalement parce que je voulais être édifié à cet égard que j'ai désiré qu'une expérience publique semblable à celle de Pouilly-le-Fort en France fût faite en Allemagne. En même temps que s'exécutait l'expérience de Packisch, je faisais pratiquer des vaccinations dans les départements qui avoisinent Paris, sur des troupeaux nombreux avec les vaccins que j'ai envoyés à Mr. Thuillier. Il n'y a eu de mortalité ni à la suite de la première ni à la suite de la seconde inoculation.

En résumé, le résultat que me signale Mr. Thuillier ne tient pas à une difficulté de fond et d'ordre scientifique, et il est facile de choisir des vaccins mieux adaptés aux races sur lesquelles on a opéré.

En conséquence, Mr. le Conseiller, tout en donnant suite entière à l'expérience de Packisch, j'ai l'honneur de vous proposer d'en commencer immédiatement une nouvelle. Dès que je connaîtrai la décision de la commission et je désire que cette décision soit aussi prompte que possible, j'enverrai à Mr. Thuillier des

* Copie d'une lettre, de la main de Thuillier.

I was very sorry and disappointed, but after checking the vaccinations I am convinced that it is a question of breed and that all will be fine after the 3rd vaccination. Also for the new [vaccinations]. If the latter are accepted, do them promptly.

If it is a matter of expenses, pay them. You have my authorization.

17   *Pasteur to Beyer**

Paris, April 26, 1882

M. State Counsellor,

Please forgive me for not having acknowledged your very kind letter of April 1 immediately; a family misfortune prevented my doing so.

M. Thuillier informs me today that some sheep died following the second vaccination. This result can be attributed only to the question of breeds. In my letters to Dr. Roloff I had already called his attention to this point. It was principally out of a desire to clear up this question that I wanted to have a public experiment in Germany, similar to the one at Pouilly-le-Fort in France. At the same time that the Packisch experiment was being performed, we vaccinated flocks in the departments that border on Paris, and used the same vaccines as those I sent to M. Thuillier. There were no deaths here, either after the first or after the second inoculation.

In summary, the result that M. Thuillier reports to me is not related to a basic difficulty, or to a difficulty related to scientific order, and it is easy to choose the vaccines best adapted to the breeds with which we are working.

Consequently, sir, in addition to the full continuation of the experiment at Packisch, I have the honor of proposing to you that we start a new one immediately. As soon as I know the decision of the commission—and I would like this decision to be made as soon as possible—I shall send to M. Thuillier vaccines appropriate for breeds that are a bit more susceptible than ours.

* From a copy in Thuillier's handwriting.

vaccins appropriés à des races un peu plus susceptibles que les
nôtres. Cela est facile parce que l'échelle des vaccins est en quelque sorte continue.

Veuillez agréer, Monsieur le Conseiller, etc. . .

18 *Thuillier à Pasteur*

Berlin, 27 avril 1882

Cher Maître,

J'ai reçu vos lettres des 20, 23 et 24 avril et votre télégramme
du 26 m'annonçant que vous aviez reçu ma lettre du 24 et que
vous alliez écrire à Mr. Beyer.

La brebis n° 24 est morte le 25 à 2 h. du soir. La température a
baissé chez les autres et chez le boeuf n° 3. Je crois qu'il n'y a plus
rien à craindre pour le moment.

Je suis furieux contre moi-même quand je songe que si je
n'avais pas demandé l'addition de ces brebis grasses, je n'aurais
probablement eu que de fortes fièvres mais pas de morts. J'étais
persuadé qu'elles se comporteraient mieux que les moutons maigres, et l'inverse s'est présenté.

Chez aucun des moutons, même chez ceux qui sont morts, il n'y
a eu d'oedème à la piqure, de boiterie, ou d'inappétence. La température seule a monté de 2°5 en moyenne. Cette élévation n'a
persisté qu'un jour chez la plupart, elle a persisté 3 et 4 jours chez
6 moutons dont 2 sont morts (le premier n'a pas eu d'élévation
de température).

Chez les boeufs il n'y a eu d'oedème que chez le boeuf n° 3.
La laitière a eu un léger oedème sensible seulement au toucher et
non proéminent.

J'espère que les animaux de Packisch se trouvent maintenant
dans les mêmes conditions que ceux de Vincennes et qu'on peut
inoculer avec du sang. Je n'inoculerai que du sang d'un mouton
que j'aurai vu mourir.

En ce moment on inocule un mouton à Packisch avec du sang
charbonneux, on inoculera son sang à un second et ainsi de suite
jusqu'à la date de l'inoculation des animaux en expérience. Je
crains que l'on obtienne ainsi un sang bien virulent. Comme on

This will be easy, since the range of the vaccine is in a way continuous.

Please accept, sir, etc. . . .

Berlin, April 27, 1882

Dear Master,

I have received your letters of April 20, 23, and 24, and your cable of the 26th letting me know that you had received my letter of April 24, and that you were going to write to M. Beyer.

Ewe No. 24 died on the 25th at 2 in the evening. The temperature fell in the others and in the ox No. 3. I think there is now nothing else to worry about.

I am furious with myself when I think that if I had not asked for the addition of the fat ewes I would probably have had only strong fevers and no deaths. I was convinced that they would get on better than the thin sheep, but quite the contrary was the case.

In none of the sheep, even those that died, was there an edema at the point of injection, lameness, or lack of appetite. Only a rise in temperature of 2.5°C., on the average. This rise lasted for only one day in most of them; it persisted 3 and 4 days in 6 sheep, 2 of which died (the first did not have a rise in temperature).

Among the oxen, only No. 3 had edema. The milch cow had a slight edema, apparent only by palpation and not prominent.

I hope that the Packisch animals are now in the same condition as those in Vincennes, and that inoculation with blood will be possible. I shall inoculate only with blood from a sheep that I saw die.

A sheep has now been inoculated at Packisch with anthrax blood; its blood will be inoculated in a second, and so on until time for the inoculation of the experimental animals. I am afraid that a very virulent blood will be obtained. Since this has been

a fait cela sans m'en aviser, si vous partagez ma crainte, je refuserai de l'employer et j'inoculerai samedi 2 cobayes avec du second vaccin dont j'ai encore un tube intact; avec le sang du premier mort j'inoculerai un mouton à Packisch et le sang de ce mouton servira à l'inoculation de tous les animaux de l'expérience. Si vous êtes de cet avis, télégraphiez-moi au reçu de cette lettre "inoculez cobayes".

J'ai vu hier Mr. Grawitz. Il m'a appris que Mr. Koch croyait maintenant à la possibilité des atténuations et qu'il avait commencé des expériences dans ce sens.

Je regrette bien que mon exil ici me prive d'assister à votre réception à l'Académie française. C'eût été une fête pour moi. Je vous remercie d'avoir disposé d'une carte en faveur de mon cousin, Mr. Bilcoq.

Recevez, cher maître, l'assurance de mon dévouement.

L. Thuillier

Je vais acheter le bleu de méthyle que demande Mr. Straus.

19   *Thuillier à Pasteur*

Berlin, 29 avril 82

Cher Maître,

L'inoculation virulente aura lieu à Packisch le 6 mai, en présence de Mr. Müller, délégué par la commission. La commission se réunira à Packisch le 9 mai pour constater les résultats.

J'ai reçu votre dépêche. Je n'aurai pas à employer le sang préparé à Packisch. J'ai fait rappeler l'assistant chargé d'entretenir des moutons charbonneux. Il y a 12 moutons à l'Ecole Vétérinaire qui serviront à cela. Mr. Müller a reçu récemment du sang de boeuf charbonneux, qu'il a inoculé à 2 cobayes. Et c'est cela qui l'a décidé à rappeler son assistant de Packisch. Le premier est mort septique. J'espère que le second en fera autant et je n'aurai à employer que votre culture après passage par un mouton. Si par hasard le second cobaye donnait une source de charbon pur,

done without my knowledge, and if you share my misgivings, I will refuse to use it and will inoculate 2 guinea pigs Saturday with the second vaccine, of which I still have an unused tube; using the blood of the first dead, I will inoculate a sheep at Packisch and use this sheep's blood for the inoculation of all experimental animals.

If you agree, cable me upon receiving this letter: "Inoculate guinea pigs."

I saw M. Grawitz yesterday. He told me that M. Koch now believed in the possibility of attenuations and that he had begun experiments in this direction.

I regret that my exile here will not permit me to be present when you are received into the Académie Française. This would have been a great event for me. Thank you for sending a card for my cousin, M. Bilcoq.

Receive, dear master, the assurance of my devotion.

L. Thuillier

I will buy the methyl blue that M. Straus requires.

19   *Thuillier to Pasteur*

Berlin, 29 April 82

Dear Master,

The virulent inoculation will take place at Packisch on May 6, in the presence of M. Müller, the delegate of the commission. The commission will meet at Packisch on May 9 to ascertain the results.

I received your cable. I will not have to use the blood prepared at Packisch. I asked that the assistant charged with care of the sheep affected with anthrax be called back. There are 12 sheep at the veterinary school that will be used for this. M. Müller recently received blood from an ox affected with anthrax, which he injected in 2 guinea pigs. And this is why he decided to recall his assistant from Packisch. The first died septic. I hope the second will do the same, and I will have to use your culture only

je le prendrai pour inoculer les boeufs, si toutefois vous êtes de cet avis.

Il n'y a plus qu'un mouton n° 7 ayant hier encore 40°: les autres sont à 0°3 de 39° en plus ou en moins. Le boeuf n°3 a encore son oedème, mais va bien.

Le ministre s'est montré favorable au projet de répéter immédiatement l'expérience. Mr. Beyer doit lui soumettre cet après-midi le programme que j'ai institué d'après vos indications.

On vaccinera 2 ou 300 moutons du domaine de Packisch; 30 ou 40 seulement recevront l'inoculation virulente en même temps que 15 ou 20 témoins (affaire d'économie). Il n'y a pas lieu de recommencer l'expérience sur les boeufs. Les 10 moutons qui se sont si mal comportés étaient à l'engrais pour la boucherie, ils doivent être vendus prochainement. Faut-il en prendre q.q. uns pour la répétition de l'expérience? Il y a aussi beaucoup d'agneaux de 2 mois environ; si vous le voulez, je pourrai en prendre, soit pour les 3 inoculations, soit pour les 2 premières seulement. La commission est persuadée que les moutons jeunes résistent moins que les vieux. De fait, les 10 gras qui ont été le plus mal avaient 1 an de moins que les maigres. Avec les moutons de Packisch il y a danger de charbon spontané, bien qu'il y frappe surtout les boeufs seulement. Pour les 30 ou 40 moutons destinés aux 3 inoculations je pourrai demander des moutons, de différents âges, d'un autre domaine du propriétaire où le charbon est inconnu.

En même temps que vos instructions précises, envoyez le 1er. vaccin pour 2 ou 300 animaux. L'inoculation portera sur tel nombre que vous voudrez. Envoyez moi en même temps autant de seringues que de tubes du 1er. vaccin. Pour éviter toute chance d'impureté je changerai de seringue en même temps que de tube.

Ces secondes expériences seront contrôlées par une délégation de la commission, 2 ou 3 membres seulement.

Comptant rentrer à Paris au commencement de mai, j'ai laissé dans l'étuve, sur la tablette la plus élevée du mur mitoyen avec la grande salle du laboratoire qq. flacons dans une petite boîte, laquelle porte ne pas toucher. Je vous prie de la faire retirer de l'étuve et déposer sur ma table. Ce sont des flacons de l'organisme de Lebrun et de celui des porcs du Peux.

after passage through a sheep. If by any chance the second guinea pig should provide a source of pure anthrax, I shall take it for the inoculation of the oxen, if you agree, of course.

Only sheep No. 7 still has 40°C; the others have 39°C plus or minus 0.3°C. The ox No. 3 still has his edema, but is all right otherwise.

The minister was in favor of repeating the experiment immediately. This afternoon M. Beyer will submit to him the program that I prepared in accordance with your indications.

2 to 300* sheep from the Packisch estate will be vaccinated; only 30 to 40 will receive the virulent inoculation, at the same time as 15 to 20 controls (a matter of economy). There is no need to repeat the experiment on the oxen. The 10 sheep that got on so badly were fattened for slaughter; they have to be sold soon. Do you want me to take some of them for repetition of the experiment? There are also many lambs about 2 months old; if you like, I can get some, either for the 3 inoculations or for the first 2 only. The commission is convinced that the young sheep are less resistant than the older ones. In fact, the 10 fat ones that had the worst reaction were 1 year younger than the thin ones. With the Packisch sheep there is a danger of spontaneous anthrax, but oxen are principally affected. For the 30 or 40 sheep planned for the 3 inoculations, I could ask for sheep of different ages from another estate where anthrax is unknown.

Send me the 1st vaccine for 2 to 300 animals, together with your exact instructions. The inoculations will be carried out on whatever number you wish. At the same time, send me as many syringes as there are tubes of the 1st vaccine. In order to avoid any impurity I shall change the syringe at the same time as the tube.

These second experiments will be supervised by a delegation from the commission, 2 or 3 members only.

Planning to come back to Paris at the beginning of May, I left in the incubator, on the top shelf on the wall next to the large laboratory, some bottles in a small box on which is written: do

* I.e. 200 to 300.

Mr. Beyer doit vous écrire aussitôt que les détails de la nouvelle expérience seront fixés.

J'ai vu avec plaisir ce matin dans les journaux que votre discours a produit grand effet. J'en étais persuadé; mais j'ai été très heureux de voir mon sentiment partagé et mon pronostic vérifié.

Mes amitiés à Chamberland et Roux.

Recevez l'assurance de mon dévouement.

L. Thuillier

Je compte faire la 1ère. vaccination le 6 mai en même temps que l'inoculation virulente. Je resterai à Packisch au moins jusqu'au 9 mai et vous télégraphierai de là.

20 *Thuillier à Pasteur*

Berlin, 2 mai 1882

Cher Maître,

Je viens d'avoir une conférence avec MM. Beyer, Müller et Lucke (le propriétaire de Packisch). Voici les conditions de la nouvelle expérience.

Il y a à Packisch 250 brebis mères et 250 agneaux de 2 mois. On vaccinera 200 de chaque sorte. On ne prendra pas les brebis et moutons d'engrais parce que Mr. Lucke a l'intention de les vendre bientôt et qu'on ne veut pas le gêner dans son exploitation. Les expériences lui occasionnent assez de dérangements sans ajouter celui-ci. Pour éviter les causes de contagion naturelle, tous ces animaux se transporteront demain ou après demain dans le domaine de Borsicht [*sic*], exploité aussi par Mr. Lucke où le charbon est inconnu et qui n'est distant de celui de Packisch que de 8 kilomètres. Les animaux ne seront ramenés à Packisch que 3 semaines environ après la seconde vaccination, à l'exception de 20 témoins et 30 ou 40 vaccinés qui seront ramenés à Packisch 8 jours après la seconde vaccination afin d'y subir lèpreuve de l'inoculation virulente. Toute mort survenant dans les 10 jours après le départ de Packisch sera imputable au charbon spontané.

not touch. I should like them taken out of the incubator and put on my table. These flasks contain the Lebrun organism and the one from the swine at Peux.

M. Beyer should write as soon as the details of the new experiment have been decided upon.

I was pleased to see in the morning's newspapers that your speech was well received. Though confident that it would be, I was happy to see my feeling shared and my prognosis verified.

My friendly regards to Chamberland and Roux.

Receive the assurance of my devotion.

L. Thuillier

I have scheduled the 1st vaccination for May 6, at the same time as the virulent inoculation. I shall stay at Packisch at least until May 9, and will cable you from there.

20   *Thuillier to Pasteur*

Berlin, May 2, 1882

Dear Master,

I have just had a conference with MM. Beyer, Müller, and Lucke (the owner of Packisch). Here are the conditions of the new experiment.

There are at Packisch 250 mother ewes and an equal number of 2-month-old lambs. Two hundred of each sort will be vaccinated. The fattened ewes and sheep will not be used because M. Lucke intends to sell them soon and we do not want to interfere with his work. The experiments are giving him enough trouble without adding this. To avoid sources of natural contamination, all these animals [the vaccinates] will be moved tomorrow or the next day to the Borsicht [*sic*] estate, also owned by M. Lucke, where anthrax is unknown and which is only a distance of 8 kilometers from Packisch. The animals will not be brought back to Packisch until about 3 weeks after the second vaccination, with the exception of 20 controls and 30 or 40 vaccinates which will be brought back to Packisch somewhat earlier, about 8 days after the second vaccination, to be subjected to the

Il n'y a, je crois, aucun danger à vacciner les agneaux. Pensez vous que je doive composer le lot de 30 ou 40, destiné à la 3ème. inoculation virulente, de brebis seulement ou de brebis et agneaux en nombre égal?

Les vaccinés de Packisch sont maintenant complètement remis.

Je vous ai dit qu'on avait inoculé à Packisch 2 moutons avec le sang des deux derniers vaccinés morts. Ces deux moutons n'ont eu qu'une élévation de température et sont maintenant complètement remis.

Le sang de boeuf de Mr. Müller a donné une source de charbon pur. J'ai l'intention de l'employer pour l'inoculation des boeufs: il aura passé par 3 cobayes et 1 mouton au moment où je l'emploierai. Demain j'inocule un mouton avec la culture que vous m'avez envoyée: son sang servira à l'inoculation des moutons de la première expérience.

Devant rester encore ce mois à Berlin j'ai loué une chambre en ville, me coûtant 4 fois moins qu'à l'hôtel. Ma nouvelle adresse est:

L. Th.
Bei Frau Bethe
Potsdamerstrasse 96 A
Berlin

Je n'aurai pas reçu votre réponse à cette lettre lors de mon départ pour Packisch. Je pars samedi 6 à 9 h. du matin. Télégraphiez moi si vous êtes satisfait des dispositions prises et à quelle date je dois attendre l'envoi du vaccin.

Je reçois à l'instant un second envoi de virus virulent m'annonçant une lettre de vous du 30 avril que j'attends avant de fermer cette lettre. Voici 4 h. du soir, je n'ai pas encore reçu votre lettre du 30. Si je ne la reçois pas ce soir j'irai la réclamer demain afin d'avoir l'explication de ce second envoi de virus virulent que je dois inoculer demain soir.

Faites mes amitiés à Chamberland et Roux et recevez l'assurance de mon dévouement.

L. Thuillier

test of virulent inoculation. All deaths occurring within 10 days after the departure from Packisch will be attributable to spontaneous anthrax. There is, I think, no danger in vaccinating the lambs. In choosing the group of 30 or 40 animals for the 3rd virulent inoculation, do you think I should choose ewes only or ewes and lambs in equal numbers?

The vaccinates of Packisch have now completely recovered.

I told you that 2 sheep have been inoculated in Packisch with blood from the two last vaccinated animals that died. These two sheep suffered only an elevation in temperature and have now recovered completely.

The ox blood obtained from M. Müller provided a source of pure anthrax. I intend to use it for the inoculation of the oxen, by which time it will have passed through 3 guinea pigs and 1 sheep. Tomorrow I will inoculate a sheep with the culture that you sent me. His blood will be used for the inoculation of the sheep in the first experiment.

Still having to stay in Berlin this month, I rented a room in town that costs me 4 times less than the hotel. My new address is:

L. Th.
Bei Frau Bethe
Potsdamerstrasse 96 A
Berlin

I won't receive your answer to this letter before my departure for Packisch on Saturday the 6th, at 9 in the morning. Wire me if you are satisfied with the arrangements made and let me know when to expect the shipment of vaccine.

I've just received a second shipment of virulent virus that promises a letter from you dated April 30, for which I will wait before bringing this letter to a close. [Later] It is now 4 in the afternoon and I still have not received your letter of the 30th. If I do not receive it this evening I will ask for it tomorrow in order to get an explanation of the second shipment of virulent virus, which I must inoculate tomorrow evening.

Give my friendly regards to Chamberland and Roux, and be assured of my devotion.

L. Thuillier

Berlin, 5 mai 1882

Mon cher Chamberland,

Vous avez parfaitement saisi le pourquoi de ma dépêche. N'ayant pas encore reçu la lettre du 1 mai et étant invité par la précédente à procéder au plus vite j'avais fixé la date du 6 pour la première vaccination. Tout est prêt pour l'inoculation virulente.

J'ai inoculé le 3 au soir un mouton avec un tube du second envoi. Ce mouton est mort à la fin de cette nuit, car, lorsque je l'ai ouvert ce matin à 8h. 30 il était encore chaud. J'ai flambé hier des tubes et ce matin j'en ai rempli 4 avec pureté du sang du coeur. Le mouton était mort d'un charbon bien caractérisé et en 36 h. environ. Je délaierai ce sang dans de l'eau distillée bouillie pour l'inoculation des moutons.

Ce matin était mort charbonneux un cobaye. J'ai pris un peu de son sang, avec pureté. L'origine est du sang de boeuf inoculé successivement à des cobayes, dont celui-ci est le quatrième. Mais je ne l'inoculerai que si j'en manque, et aux boeufs.

Vous n'imaginez pas le nombre des gens qui se sont offerts à fournir du sang charbonneux pour l'inoculation de demain.

Mr. Oemler en tête a inoculé pas mal de brebis, écrit à tous ses confrères de lui envoyer du sang charbonneux. Sachant que je prendrai de préférence le sang d'un mouton que j'aurais vu mourir il en a envoyé mercredi matin à Mr. Müller. C'était du sang de boeuf, bien charbonneux mais où l'on apercevait déjà pas mal de 8.* J'ai inoculé ce sang à un mouton à 11h. du matin; le lendemain à midi il mourait, sans la moindre trace de charbon et avec des myriades de 8* dans le sang. Mr. Müller a été convaincu par là du danger d'employer du sang charbonneux recueilli par un vétérinaire, ce vétérinaire fût-il Mr. Oemler lui-même. Si bien que demain j'inocule le sang recueilli par moi, issu d'un des tubes du second envoi.

J'attends le vaccin le 8 mai. Je resterai à Packisch samedi et dimanche, je reviendrai à Berlin dimanche soir, prendrai le vaccin lundi matin et repartirai aussitôt à Packisch. La commission ne se

* Microbe en forme de "8."

Berlin, May 5, 1882

My dear Chamberland,

You understood perfectly the meaning of my cable. Still not having received the letter of May 1st, and having been urged to proceed as quickly as possible, I set the date of the 6th for the first vaccination. Everything is ready for the virulent inoculation.

On the evening of the 3rd I inoculated a sheep with a tube from the second shipment. This sheep died late last night, since it was still warm when I opened it this morning at 8:30. Yesterday I flamed some tubes, and this morning I carefully filled 4 with blood from the heart. The sheep died from typical anthrax in about 36 hours. I will dilute this blood in boiled distilled water for inoculation of the sheep.

This morning a guinea pig died of anthrax; I took cleanly a little bit of its blood. The origin is ox blood inoculated successively in guinea pigs of which this one is the fourth. But I shall inoculate with it only if I run short, and then only in the oxen.

You cannot imagine the number of people who offered anthrax blood for tomorrow's inoculation.

Among the first, M. Oemler inoculated a great number of ewes and has written to all his colleagues asking them to send him anthrax blood. Knowing that I would prefer the blood of a sheep that I had seen die, he sent some blood on Wednesday morning to M. Müller. It was blood from an ox with anthrax, but a certain number of 8* were already visible. I inoculated this blood in a sheep at 11 in the morning; it died at noon the next day without the slightest trace of anthrax and with a great number of 8 in the blood. Thus M. Müller was led to see the danger of using anthrax blood collected by a veterinarian, even if it were M. Oemler himself. So tomorrow I will inoculate the blood collected by myself originating from one of the tubes of the second shipment.

I am expecting the vaccine on May 8. I will stay in Packisch Saturday and Sunday. I will return to Berlin on Sunday evening,

---

* Microbe having the shape of the figure "8."

réunit que le mardi à midi à Packisch. Il me sera peut-être difficile de faire la vaccination mardi à cause du bouleversement occasionné par la réunion de la commission, banquet, confection du rapport. Je la ferai probablement mercredi matin. Dimanche soir je vous enverrai peut-être une dépêche mais sûrement une lundi soir.

Je me suis logé chez une vieille dame qui a perdu son mari récemment et qui se trouve par cela même fort gênée financièrement, ce qui l'a décidée à louer chambre de son appartement. Elle a plus que l'âge canonique, je ne suis chez elle que depuis le 1 mai et elle est parfaitement innocente de la mort de mes trois moutons.

Les moeurs berlinoises sont étonnantes. J'aurais de drôles d'histoires à vous conter. Berlin n'est pas une résidence gaie, et si je n'avais de quoi m'occuper, si je n'étais pas fumeur et si je n'aimais pas la bière, j'y serais déjà mort d'ennui certainement.

Mes amitiés à Roux et Cochin.*

bien à vous,

L. Thuillier

Je n'inoculerai que moitié des agneaux et moitié des brebis. J'en ai déjà parlé à MM. Beyer et Müller qui ont trouvé la précaution très bonne. N'oubliez pas de me dire si vous voulez lors de l'inoculation virulente la faire porter sur agneaux et brebis ou sur brebis seulement.

Mr. Lucke, le fermier de Packisch, m'a demandé de vacciner ses boeufs. Il en a 90. Je crois qu'il faut le faire pour le dédommager des dérangements que lui occasionnent les expériences. Vous m'enverriez le premier vaccin pour ces boeufs en même temps que le second vaccin pour les moutons, et le second pour les boeufs au moment de l'inoculation virulente des moutons. Vous pourriez m'envoyer aussi des pistons et rondelles, une petite fiole d'huile et un cône pour l'entrée du piston. Cela me permettrait de remettre mes seringues à neuf.

L. Th.

* Denys Cochin (1851–1922), homme politique et écrivain, travailla quelques mois au laboratoire de Pasteur.

get the vaccine Monday morning, and go to Packisch immediately. The commission meets at noon Tuesday in Packisch. It will perhaps be difficult to do the vaccination on Tuesday because of the bustle occasioned by the meeting, banquet, writing of the report. I shall probably do it Wednesday morning. Perhaps I will send you a cable Sunday evening, but certainly Monday evening.

I am staying in the apartment of an old lady who lost her husband recently and is, therefore, in some financial need, which made her decide to rent a room of her apartment. She is more than ancient; I have been living there only since May 1st and she is perfectly ignorant about the death of my three sheep.

The ways of Berliners are quite astonishing, and I will have some amusing stories to tell you. Berlin is not a very lively town, and if I were not busy, and did not smoke and like beer, I would surely have died of boredom.

My friendly regards to Roux and Cochin.*

Yours,

L. Thuillier

I shall inoculate only half the lambs and half the ewes. I have already spoken about it with M. Beyer and M. Müller, who considered this a good precaution. Do not forget to let me know if you want to perform the virulent inoculation on lambs and ewes or on ewes only.

M. Lucke, the farmer at Packisch, asked me to vaccinate his oxen. He has 90 of them. I think we should do it to repay him for the troubles brought on by the experiment. You should send me the first vaccine for the oxen, together with the second vaccine for the sheep and the second for the oxen at the time of the virulent inoculation of the sheep. You could also send me pistons and washers, a small bottle of oil, and a cylinder for the outlet of the piston. This would permit me to repair my syringes.

L. Th.

* Denys Cochin (1851–1922), public office holder and writer, who worked for several months in Pasteur's laboratory.

Packisch, 7 mai 1882

Mon cher Chamberland,

Hier entre 1h. et 2h. ont été inoculés avec le sang du mouton inoculé par votre culture diluée dans 4 p. d'eau distillée bouillie

les 22 moutons vaccinés,
les 25 moutons témoins
les 6 boeufs vaccinés
les 6 boeufs témoins

A cette heure (5h. du soir), 6 moutons témoins sont déjà morts, charbonneux. Ces moutons sont d'une *susceptibilité* étrange. Le temps est très chaud et orageux, ce qui active encore la mortalité. Voici les n°s et l'heure de la mort

n° 49 mort à 11 h. matin mouton gras d'l an,
n° 46 mort à 1 h. 30 soir id.
n° 43 mort à 2 h. 30 soir id.
n° 34 mort à 4 h. soir mouton de 2 ans,
n° 47 mort à 4 h. soir mouton gras d'l an,
n° 27 mort à 4 h. 15 soir mouton de 2 ans.

Le sang de tous fourmille de bactéridies.
Tous les boeufs vaccinés vont bien.
Tous les boeufs témoins ont 2° d'élévation; la vache pleine et le taureau témoin n'ont pas mangé aujourd'hui.
Parmi les moutons vaccinés il y en a 3 qui ont 41°0, 40°8, 40°6, les autres sont entre 39°0 et 39°8.

Je retourne à Berlin pour chercher le vaccin; je reviens demain à 2h. du soir à Packisch et vous écrirai aussitôt.

Mes amitiés à Roux,
bien à vous,

L. Thuillier

Packisch, May 7, 1882

My dear Chamberland,

Yesterday, between one and two o'clock, the following were inoculated with the blood of the sheep that had been inoculated with your culture diluted in 4 parts of boiled, distilled water:

22 sheep vaccinated
25 control sheep
 6 oxen vaccinated
 6 control oxen

Now (at five in the afternoon) 6 control sheep have already died of anthrax. These sheep have an unusual *susceptibility*. The weather is hot and stormy, contributing to the mortality.

Here are the numbers and times of death:

No. 49 died at 11:00 in the morning, fat sheep, 1 year old
No. 46 died at 1:30 in the afternoon
No. 43 died at 2:30 in the afternoon
No. 34 died at 4:00 in the afternoon, sheep was 2 years old
No. 47 died at 4:00 in the afternoon, fat sheep, 1 year old
No. 27 died at 4:15 in the afternoon, sheep was 2 years old

The blood of all animals contained many bacteridia. All the vaccinated oxen are fine; all the control oxen have 2°C. temperature elevation; the pregnant cow and the control bull did not eat today. Among the vaccinated sheep, there are 3 that have 41.0°C., 40.8°C., 40.6°C.; the others have between 39.0°C. and 39.8°C.

I am returning to Berlin for the vaccine. I will be back in Packisch tomorrow at 2 in the afternoon and will write to you immediately.

My friendly regards to Roux.

Yours,

L. Thuillier

Packisch, 8 et 9 mai 1882

Mon cher Chamberland,

Vous avez reçu, j'espère, le billet qu'en rentrant à Berlin j'ai couru jeter dans la boîte du train de Paris. J'ai reçu le lundi matin 8 les 2 boîtes en bon état et votre lettre. Je suis reparti aussitôt pour Packisch où en arrivant j'ai trouvé 23 témoins morts (moutons). C'est alors que j'ai écrit la dépêche dont Mr. Lucke s'est chargé. Le soir à 6 h. 30 un 24ème. témoin mourait, le survivant avait 41° mais ne paraissait pas trop abattu. Parmi les boeufs témoins il n'y a que les nos VI, X et XII qui le 7 et le 8 ont montré de la tristesse et de l'inappétence. Les boeufs vaccinés n'ont pas bougé: le n° III a encore une grosseur dure au coude droit (au-dessous du point de la 2ème. vaccination). Les moutons vaccinés n'ont guère bougé à part trois. Voici d'ailleurs les températures.

Boeufs	7 mai à 1h30	8 mai à 9h matin	8 mai à 3h soir	9 mai 9h matin
I	37,9	38,0	37,9	37.8 mort à 4h
II	38,2	40,5	39,9	41,1 mange pas
III	38,3	38,2	38,0	37,4
IV	40,9	40,6	40,7	39,4
V	38,0	38,3	38,3	38,7
VI	40,7	41,2	38,5 meurt à 9 h 30	
VII	38,3	38,4	38,0	38,1
VIII	40,5	40,2	40,1	39,1
IX	38,6	38,3	38,5	38,1
X	41,3	40,2	41,3 mort à minuit	
XI	38,1	38,4	38,4	38,0
XII	40,5	38,8	38,7	38,9 mange pas

La nouvelle expérience qui commencera mercredi 10 au matin ne porte que sur agneaux et brebis (moitié du troupeau). D'après le résultat de l'inoculation virulente actuelle, je pense que l'on pourra faire l'inoculation virulente de la 2ème. expérience à la fois sur agneaux et brebis. Le ministère garantit les pertes possibles au propriétaire. Celui-ci, perdant beaucoup de boeufs à Packisch au point d'être obligé de leur substituer les chevaux pour le labour, serait très désireux de vacciner ses boeufs de Borschütz

Packisch, May 8 and 9, 1882

My dear Chamberland,

I hope you have received the note that I hastened to drop in the box of the train to Paris upon my return to Berlin. I received the two packages in good condition, as well as your letter, on Monday morning the 8th. I immediately returned to Packisch, where I found 23 dead controls (sheep). It was then that I wrote the cable that M. Lucke sent. On that evening, at 6:30, a 24th control died; the survivor had 41°C, but did not appear too severely stricken. Of the control oxen, only Nos. 6, 10, and 12 displayed signs of illness and were without appetite on the 7th and 8th. There was no change in the vaccinated oxen: No. 3 still has a hard swelling at the right elbow (above the site of the 2nd vaccination). Except for three, the vaccinated sheep have not changed. Here are the temperatures [in degrees Centigrade]:

Oxen	May 7 at 1:30	May 8 at 9:00 morning	May 8 at 3:00 evening	May 9 at 9:00 morning
I	37.9	38.0	37.9	37.8 died at 4:00
II	38.2	40.5	39.9	41.1 does not eat
III	38.3	38.2	38.0	37.4
IV	40.9	40.6	40.7	39.4
V	38.0	38.3	38.3	38.7
VI	40.7	41.2	38.5 is dying at 9:30	
VII	38.3	38.4	38.0	38.1
VIII	40.5	40.2	40.1	39.1
IX	38.6	38.3	38.5	38.1
X	41.3	40.2	41.3 died at midnight	
XI	38.1	38.4	38.4	38.0
XII	40.5	38.8	38.7	38.9 does not eat

The new experiment, which will start on the morning of Wednesday the 10th, involves only lambs and ewes (half of the flock). Considering the result of the current virulent inoculation, I think that virulent inoculation of the second experiment could be done simultaneously in lambs and ewes. The ministry will guarantee the owner's possible losses. This owner, who has lost

pour les amener ensuite à Packisch. La façon dont s'est comporté le boeuf n° III lui laisse qq. craintes. Il serait, je crois, d'un bon effet de lui vacciner tous ses boeufs, en les lui garantissant. Comme il n'y a pas de charbon à Borschütz, il n'y a aucun danger pécuni-aire et l'effet produit sera immense. Rien n'inspire confiance comme la confiance. Si nous ne garantissons pas, nous avons l'air de douter nous-mêmes. Pensez à cela et répondez-moi. Envoyez-moi en tous cas du 1er. vaccin pour 100 boeufs en même temps que du 2ème. vaccin pour les moutons de la 2ème. expérience.

Croyez bien que tous mes soucis sont pour la réussite des ex-périences et non pour les distractions qu'en cherchant beaucoup je pourrais peut-être finir par découvrir dans ce pays, triste entre tous. Cachés au fond du laboratoire, vous êtes bien tranquilles, tandis que moi, quand une malheureuse bête a l'air de baisser un peu la tête, je vois tous les yeux aller de la tête de la bête à la mienne et réciproquement. Je vous assure que le manège n'est guère amusant. Et c'est bien pis quand il me faut conduire le deuil des bêtes vaccinées et mortes de ma main et prononcer sur leur tombe un discours sur la réceptivité (la susceptibilité de Roux). Naturellement le vulgaire n'y voit rien.

Mes amitiés à Roux et Cochin.

Bien à vous,

L. Thuillier

24 *Thuillier à Pasteur*

Berlin, 13 mai 1882

Cher Maître,

La seconde expérience est commencée. Le troupeau de Pack-isch s'est transporté à Borschütz le 6 mai. On l'a divisé en 2 lots:

1° lot: 128 mères et leurs 123 agneaux

2° lot: 128 mères et leurs 103 agneaux; ce 2ème. lot a l'oreille droite percée d'un trou rond.

Les mères ont de 4 à 7 ans (l'année de naissance est tatouée à

so many oxen at Packisch that he has had to use horses for ploughing, would like very much to have his oxen at Borschütz vaccinated so that they could be brought back to Packisch. He is somewhat afraid because of the way ox No. 3 behaved. It would be nice, I think, to vaccinate all of his oxen and to guarantee them. Since there is no anthrax in Borschütz, there is no financial risk [to us], and the impression produced would be great. Nothing inspires confidence more than confidence. If we do not offer this protection, we seem to doubt ourselves. Think about this and write to me. In any event, send me the 1st vaccine for 100 oxen and, at the same time, the 2nd vaccine for sheep being used in the 2nd experiment.

Be assured that my every thought is for the success of the experiments, and not for the pastimes that I could perhaps find, eventually, if I looked long enough, in this saddest of all countries. Hidden in the depths of your laboratory, you have no worries, whereas I, when a poor animal seems to lower its head a little, see all eyes going from the head of the animal to mine and back again. I can assure you that this situation is not amusing. And it is all the worse when I must lead the mourning for vaccinated animals that have died by my hand, and must make a speech at the grave about their receptivity (the touchiness of Roux). Naturally, most people don't notice anything.

My friendly regards to Roux and Cochin.

Yours,

L. Thuillier

24 *Thuillier to Pasteur*

Berlin, May 13, 1882

Dear Master,

The second experiment has begun. The flock from Packisch was moved from Borschütz on May 6th. It was divided into 2 groups:

1st group: 128 mothers and their 123 lambs.

2nd group: 128 mothers and their 103 lambs; this second group has the right ear pierced with a round hole.

l'intérieur de l'oreille), les agneaux de 4 à 10 semaines. La répartition des âges est égale dans les deux lots.

La sous-commission, chargée de la surveillance est composée de MM.

Müller, président (en remplacement de M. Roloff malade)
Oemler, vétérinaire
Dietze, agronome.

On a tiré au sort le lot à vacciner: le sort a désigné le 1er. lot. Il a été vacciné le 10 mai de 11 h. à midi.

On a extrait de ce lot 15 mères et 15 agneaux (les 15 premiers sortis spontanément de la bergerie). Ces 30 bêtes ont chacune un numéro. Elles serviront en tout ou partie à la 3ème. inoculation virulente.

La seconde inoculation est fixée au 20 ainsi que vous l'avez désiré.

Voici le tableau des températures

Mères	10 mai midi	11 mai midi	12 mai 11h soir	13 mai 8h m
N° 01	39,0	39,2	38,2	39,2
02	38,8	39,0	39,0	39,0
03	39,0	39,0	38,9	39,0
43	40,4	39,8	39,8	38,7
110	39,4	39,8	39,6	38,6
118	39,0	39,2	39,0	38,4
123	39,8	39,8	39,4	38,6
125	38,6	39,0	39,2	39,8
128	39,2	39,4	39,4	38,4
139	38,8	39,0	39,5	38.3
160	38,3	38,6	39,0	39,0
163	39,6	39,4	39,4	38,5
174	39,2	38,8	39,0	38,8
191	39,4	39,8	39,8	39,8
200	39,6	39,8	40,2	39,3

The mothers are from 4 to 7 years old (the birth year is tattood inside the ear), and the lambs are from 4 to 10 weeks old. The age distribution is similar in the two groups.

The subcommission in charge of supervision is composed of:

M. Müller, Chairman (replacing M. Roloff, who is ill)
M. Oemler, Veterinarian
M. Dietze, Agronomist

The group to be vaccinated was selected by lot; fate designated group I. It was vaccinated on May 10, during the hour from eleven to twelve o'clock.

From this group, 15 mothers and 15 lambs (the first 15 that came out spontaneously from the sheep cot) were taken. Each of these 30 animals has a number. They will be used partially or entirely for the 3rd virulent inoculation. The second inoculation is set for the 20th, as you wished it.

Here is the temperature record:

Mothers	May 10 noon	May 11 noon	May 12 at 11 evening	May 13 at 8 morning
No. 01	39.0	39.2	38.9	39.2
02	38.8	39.0	39.0	39.0
03	39.0	39.0	38.9	39.0
43	40.4	39.8	39.8	38.7
110	39.4	39.8	39.6	38.6
118	39.0	39.2	39.0	38.4
123	39.8	39.8	39.4	38.6
125	38.6	39.0	39.2	39.8
128	39.2	39.4	39.4	38.4
139	38.8	39.0	39.5	38.3
160	38.3	38.6	39.0	39.0
163	39.6	39.4	39.4	38.5
174	39.2	38.8	39.0	38.8
191	39.4	39.8	39.8	39.8
200	39.6	39.8	40.2	39.3

Agneaux	10 mai midi	11 mai midi	12 mai 11h soir	13 mai 8h m
N° 06	40,0	39,6	40,2	39,4
33	39,8	39,5	39,8	39,4
42	40,0	39,8	40,0	39,0
38	40,0	40,0	39,8	39,4
74	40,0	39,5	38,8	38,6
76	39,8	39,6	39,8	39,0
78	39,8	39,5	40,0	38,6
90	38,9	39,2	39,6	39,4
106	40,8	39,4	40,0	38,8
112	39,4	39,3	39,8	38,5
153	39,4	39,4	39,8	38,9
161	39,6	39,6	40,2	38,9
163	39,5	39,4	39,8	39,2
165	40,2	39,8	39,8	38,9
191	39,4	39,5	40,2	39,3

Il y a donc eu un peu de fièvre, surtout chez les agneaux. Les temp. du 1er. jour sont un peu hautes à cause du mouvement causé par le triage des animaux. Il n'y a eu ni boiterie, ni inappétence, ni apparence morbide quelconque. Ils sont allés tous les jours paître sur les rives de l'Elbe, tous marchaient et broutaient bien. Il n'y a rien eu au pt. de l'inoculation.

En même temps que le second vaccin pour ces moutons, envoyez moi du vaccin pour 100 boeufs (1er. vaccin). A cause de l'oedème du boeuf III de Packisch et du mode d'attelage des boeufs j'ai l'intention de vacciner sur le milieu du cou. Envoyez en même temps 6 seringues, si vous ne m'envoyez pas de quoi réparer les miennes.

A Packisch les vaccinés (boeufs et moutons) n'ont pas bougé de 0°,2, tandis que tous les moutons témoins sont morts, et les premiers si rapidement (21 heures) qu'un instant j'ai craint d'avoir la septicémie. Le boeuf n° II, la vache pleine VI, la génisse X sont morts le 10 mai; le boeuf IV et la laitière VIII sont tombés et restés plusieurs heures sur le flanc; on les a cru perdus mais ils se sont remis. Le taureau XII n'a jamais eu de température élevée mais toujours et encore mauvaise mine. Ces 3 témoins survivront. Voici leur température d'aujourd'hui

Lambs	May 10 noon	May 11 noon	May 12 at 11 evening	May 13 at 8 morning
No. 06	40.0	39.6	40.2	39.4
33	39.8	39.5	39.8	39.4
42	40.0	39.8	40.0	39.0
38	40.0	40.0	39.8	39.4
74	40.0	39.5	38.8	38.6
76	39.8	39.6	39.8	39.0
78	39.8	39.5	40.0	38.6
90	38.9	39.2	39.6	39.4
106	40.8	39.4	40.0	38.8
112	39.4	39.3	39.8	38.5
153	39.4	39.4	39.8	38.9
161	39.6	39.6	40.2	38.9
163	39.5	39.4	39.8	39.2
165	40.2	39.8	39.8	38.9
191	39.4	39.5	40.2	39.3

There is some fever as you see, mainly among the lambs. The temperatures of the 1st day are a little high because of their moving about during the selection. There has been no lameness, or loss of appetite, or any sign of morbidity. Each day they have grazed on the banks of the Elbe; all moved about and grazed well. There was nothing at the site of inoculation.

Send me together with the second vaccine for the sheep, the vaccine for 100 oxen (1st vaccine). Because of the edema of ox III of Packisch, and the way the oxen are harnessed, I intend to vaccinate at the middle of the neck. Send me 6 syringes at the same time, if you are not sending me anything to repair mine.

At Packisch the vaccinated animals (oxen and sheep) have not varied more than 0.2 °C., whereas all the control sheep have died and the first so rapidly (21 hours) that I was afraid for a moment that we had a septicemia. Ox II, the pregnant cow VI, the heifer X have died on May 10; ox IV and milch cow VIII fell and remained on their sides for several hours; they were considered lost but recovered. Bull XII never had a high fever, but looked bad from the start and still does. These 3 controls will survive. Here are their temperatures today:

13 mai 2h. s   IV 38,4 très amaigri
            VIII 39,1 mauvais poil, jambe engorgée,
                  rumine mal
           XII 38,0 mauvais aspect sans qu'on
                  puisse préciser.

La commission a été stupéfaite du résultat. Elle est maintenant édifiée sur la virulence des cultures de Paris et sur leur pureté. Aussi veut-elle l'employer directement pour le 3ème. inoculation de Borschütz et réinoculer avec elle les 9 boeufs de Packisch afin de bien se convaincre de la non récidive du charbon qui, paraît-il, n'a pas force de loi ici. Mr. Oemler m'a recommandé d'avoir la même qui avait servi à tuer le mouton de Berlin dont le sang a servi à Packisch. Il croit que les spores sont plus virulentes et rendent l'inoculation plus semblable à l'infection spontanée sur le champ.

La vache pleine V doit vêler en juin. La commission voudra, je crois, l'inoculer aussi.

Faites mes amitiés à Chamberland et Roux et recevez l'assurance de mon dévouement.

L. Thuillier

25   Les Expériences de Packisch*

Voici la traduction aussi littérale que possible de l'article publié par M. Beyer, sur les expériences de Packisch, dans la Norddeutsche Allegemeine Zeitung qui est un journal semi-officiel, que je vous envoie sous la même enveloppe.

INOCULATION PRÉVENTIVE DU CHARBON

Les expériences de vaccination préventive du charbon chez les bêtes bovines et les moutons, entreprises à Packisch (cercle de Liebenwerda) sous les auspices du ministre de l'agriculture, des

---

* Traduction de la main de Thuillier d'un article de Beyer sur les expériences de Packisch, publié dans la *Norddeutsche Allegemeine Zeitung* et reçu par Pasteur le 17 mai 1882.

May 13, 2 p. m.   IV 38.4°C very thin
                 VIII 39.1°C bad hair, swollen leg,
                          ruminates badly
                 XII 38.0°C bad appearance, but
                          I cannot be specific.

The commission was amazed by the results. They are now convinced of the virulence and purity of the cultures from Paris. Therefore, they want to use it directly for the 3rd inoculation at Borschütz and inoculate again the 9 oxen at Packisch with it in order to convince themselves completely of the non-recurrence of anthrax, which apparently is not considered here as being established. M. Oemler recommended that I use the same [culture] that was used to kill the Berlin sheep whose blood we used at Packisch. He thinks that the spores are more virulent and make the inoculation more similar to spontaneous infection in the field.

The pregnant cow V is going to calve in June. The commission also intends to inoculate her too, I believe.

Give my friendly regards to Chamberland and Roux and be assured of my devotion.

L. Thuillier

25 *The Packisch Experiments**

Here is the translation, as literal as possible, of the article published by M. Beyer concerning the experiments at Packisch, in the *Norddeutsche Allegemeine Zeitung*, a semiofficial publication that I am sending you under the same cover.

PREVENTIVE INOCULATION OF ANTHRAX

The experiments on preventive vaccination against anthrax in oxen and sheep undertaken at Packisch (District of Liebenwerda) under the auspices of the Minister of Agriculture, Es-

* Thuillier's translation of an article by Beyer about the Packisch experiments as published in the *Norddeutsche Allegemeine Zeitung*. Pasteur received this report on May 17, 1882.

domaines et forêts, Mr. Lucius, ont été terminées le 9 mai dernier. La commission nommée pour témoigner des faits fournis par ces expériences a constaté ce jour là le résultat final dans un procès verbal dressé sur les lieux mêmes par Mr. le conseiller d'état Beyer.

Ainsi que cela a été relaté antérieurement 12 bêtes bovines et 50 moutons d'âges et races divers ont été consacrés aux expériences. 6 des bêtes bovines et 25 des moutons furent inoculés avec le vaccin cultivé par Mr. Pasteur à Paris, par son préparateur, une première fois le 5, une seconde fois le 19 avril, c'est-à-dire munis de la vaccination préventive de l'infection par le charbon véritable. A la suite de la seconde vaccination du 19 avril, 3 des 25 moutons vaccinés moururent quelques jours après l'inoculation, tandis que les 22 autres moutons et les 6 bêtes bovines vaccinés ne montrèrent qu'une élévation plus ou moins grande de leur température intérieure et revinrent bientôt à la santé parfaite.

Dans ces circonstances on put le 6 mai faire l'épreuve de l'efficacité des deux vaccinations par la méthode de Pasteur. Dans ce but on recueillit le sang d'un mouton mort du charbon la nuit du 4 au 5 mai dans le laboratoire de l'Ecole Vétérinaire de Berlin. Le 6 mai ce sang fut inoculé sous la peau au moyen de la seringue Pravaz aux 6 bêtes bovines et 22 moutons vaccinés ainsi qu'aux 6 bêtes bovines et 25 moutons de contrôle, à raison de 0,25 cc. pour les bêtes bovines, de 0,1 cc. pour les moutons.

L'effet du sang charbonneux inoculé se traduisit rapidement chez les animaux non vaccinés. Le 9 mai la commission déjà mentionnée trouva morts 24 des 25 moutons de contrôle non vaccinés, mortes 3 des 6 bêtes bovines de contrôle non vaccinées, gravement malade l'unique mouton de contrôle survivant, légèrement malades les 3 bêtes bovines de contrôle survivantes, et, au contraire, complètement sains et vifs les 6 bêtes bovines et les 22 moutons vaccinés.

Deux des bêtes bovines mortes et un des moutons morts furent autopsiés en présence de la commission. Dans le sang de ces animaux, par un examen microscopique soigneux auquel prit part Mr. le professeur, conseiller intime de médecine, Virchow, on constata la présence de nombreux bâtonnets charbonneux.

tates and Forests, M. Lucius, ended on May 9th last. The commission appointed to verify the facts demonstrated by the experiments reported the final results on that day, in a report written there by M. State Counsellor Beyer.

As was reported earlier, 12 head of cattle and 50 sheep of various ages and breeds were used in the experiments. 6 head of cattle and 25 sheep were inoculated by M. Pasteur's assistant with vaccine, prepared by M. Pasteur in Paris, for the first time on the 5th day of May and a second time on April 19; that is to say, that these animals have been provided with preventive vaccination against infection by spontaneous anthrax. After the second inoculation on April 19, 3 of the 25 vaccinated sheep died within a few days, whereas the other 22 vaccinated sheep and the 6 head of vaccinated cattle had only a more-or-less significant elevation of their inner temperature and soon returned to perfect health.

Under these circumstances, a test of the efficacy of the two vaccinations using the Pasteur method could be made on May 6. For this purpose, blood was collected from a sheep that had died from anthrax on the night of May 4 in the laboratory of the Veterinary School in Berlin. On May 6 this blood was inoculated, with a Pravaz syringe, under the skin of 6 vaccinated oxen and 22 vaccinated sheep, as well as 6 control oxen and 25 control sheep, in the amount of 0.25 cc. for the oxen and 0.1 cc. for the sheep.

The effect of the inoculated anthrax blood was soon obvious in the non-vaccinated animals. On May 9 the previously mentioned commission found 24 of the 25 non-vaccinated control sheep dead, as well as 3 of the 6 non-vaccinated control oxen, the only surviving control sheep seriously ill, and the 3 surviving control oxen slightly ill, whereas the 6 vaccinated oxen and the 22 vaccinated sheep were lively and in fine health.

Two of the dead oxen and one of the dead sheep were autopsied in the presence of the commission. Numerous rodlets of anthrax were observed in the blood of these animals by means of a careful microscopic examination in which the private counsellor of medicine and professor, M. Virchow, participated.

The test of efficacy of the preventive inoculations, using the

L'épreuve de l'efficacité des inoculations préventives par le vaccin cultivé de M. Pasteur a donc complètement réussi.

Mr. le ministre de l'agriculture vient d'instituer de nouvelles expériences afin de constater si un nouveau vaccin envoyé par Mr. Pasteur, un peu moins virulent, se montrera propre à la vaccination des moutons sans entraîner de pertes par la maladie vaccinale. Dans ce but, la moitié d'un troupeau de moutons, composé de 500 mères et agneaux doit subir la vaccination et l'autre moitié rester non inoculée. Le troupeau tout entier sera ensuite parqué sur les champs du domaine de Packisch les plus infectés du charbon. Les animaux non vaccinés mourront alors du charbon spontané, tandis que les vaccinés n'éprouveront aucune perte, soit par la vaccination , soit par le charbon spontané. L'inoculation selon la méthode Pasteur sera ainsi incontestablement démontrée comme moyen efficace et pratique de préserver les animaux domestiques du charbon.

Presque tous les journaux ont reproduit cet article.

L. Thuillier

J'ai reçu votre lettre du 13.
Je retourne les seringues (8) demain 16.

26 *Pasteur à Thuillier*

Paris, le 17 mai 1882

Mon cher Thuillier,

Me voici enfin de retour.

Vous recevrez après demain le 2ème. vaccin pour tous vos animaux et j'ai bonne confiance qu'il se comportera bien, même pour les agneaux qui sont, décidément, plus susceptibles que les moutons ; mais le premier vaccin que vous avez utilisé a dû vacciner suffisamment, même ces agneaux. Quoiqu'il en soit ne craignez pas de multiplier vos lettres ou télégrammes à la suite de l'opération.

A Vincennes le 2ème vaccin qui vous est expédié aujourd'hui venant à la suite du même premier que vous avez déjà utilisé n'a

cultivated vaccine of M. Pasteur, has therefore been completely successful.

The minister of agriculture has just arranged new experiments in order to observe whether a new and slightly less virulent vaccine, sent by M. Pasteur, will prove effective for the vaccination of sheep without any loss of animals to the vaccinal disease. For this purpose, half of a flock of 500 mothers and lambs will be vaccinated, and the other half will not be. The whole flock will then be penned up in those pastures of the Packisch estate that are the most infected with anthrax. The unvaccinated animals should then die of spontaneous anthrax, whereas the vaccinated ones should be resistant both to the vaccination and to spontaneous anthrax. Inoculation according to the Pasteur method should thus be demonstrated as unquestionably an effective and practical means for protecting domestic animals from anthrax.

Almost all newspapers have reproduced this article.

L. Thuillier

I received your letter of the 13th.
I am returning the syringes (8) tomorrow the 16th.

26 *Pasteur to Thuillier*

Paris, May 17, 1882

My dear Thuillier,

I have returned from my journey at last.

After tomorrow you will receive the 2nd vaccine for all of your animals, and I am confident that it will have the desired effect, even for the lambs, which are certainly more susceptible than the sheep; but the first vaccine that you have used should have vaccinated even the lambs sufficiently. However, do not hesitate to send me more letters or telegrams after the inoculations.

At Vincennes, the 2nd vaccine that has been sent to you today, following the same first vaccine that you have used, has

fait périr ni moutons ni agneaux. Il est vrai que ces derniers étaient au nombre de cinq seulement et les moutons au nombre de quinze. Ayez donc bonne confiance. Je vous félicite des bons résultats de la fin de la 1ère. expérience.

A Nîmes très bon résultat. Pas de vaccinés morts après l'inoculation virulente. Chez M. Bidault* résultat également parfait, à Nevers aussi. chez Roquebrune** également.

Vous allez nous revenir très fort sur la langue allemande.

Mille bonnes amitiés

L. Pasteur

Part aujourd'hui à votre adresse.

boître contenant 4 tubes du 2ème. vaccin en cas de bris de l'un d'eux; un autre suit du 1er. vaccin pour les 100 boeufs. Si ces tubes ne servent pas, ne les donnez pas autour de vous.

* Fermier.
** Fermier à Salon.

27 *Thuillier à Pasteur*

Berlin, 19 mai 1882

Cher Maître,

J'ai été appelé ce matin chez Mr. Beyer. Plusieurs propriétaires, à la suite de l'article que je vous ai envoyé, se sont adressés au ministère pour la vaccination de leurs troupeaux. Le ministre ayant suffisamment de frais pour les expériences de Packisch et Borschütz a déclaré que ce serait leur affaire personnelle à arranger avec moi. Mr. Beyer a été l'intermédiaire. J'ai refusé. J'ai remis à Mr. Beyer qui les transmettra aux intéressés les 3 feuilles (instruction, dessin, tarif) relatives à la vaccination. J'ai dit que ces propriétaires devraient s'adresser à Mr. Boutroux *et faire vacciner par un vétérinaire. J'ai conseillé Mr. Oemler. Vous avez dû recevoir de Mr. Beyer la copie des 4 procès-verbaux de la commission à Packisch. Ce n'est pas encore le rapport, qui comprendra les 2 expériences et ne sera pas fait avant 2 mois d'ici.

* Collaborateur de Pasteur.

not killed either sheep or lambs. It is true that there were only five lambs and fifteen sheep. Be confident, therefore. I congratulate you on the good results at the end of the 1st experiment.

At Nîmes, very good results. No vaccinated animals died after the virulent inoculation. Perfect results also with M. Bidault* at Nevers, and with Roquebrune.**

You are going to come back to us with an excellent knowledge of the German language.

A thousand friendly regards,

L. Pasteur

Today we are sending you a package containing 4 tubes of the 2nd vaccine, in case one of them should break; another package with the first vaccine for the 100 oxen follows. If these tubes are not used, do not give them around.

* A farmer.
** A farmer at Salon.

27 Thuillier to Pasteur

Berlin, May 19, 1882

Dear Master,

M. Beyer called me to his office this morning. As a result of the article that I sent you, several owners have asked the ministry to vaccinate their flocks. The minister, having enough expenses with the Packisch and Borschütz experiments, decided that this would be a personal matter, to be arranged with me. M. Beyer was the intermediary. I refused. I gave to M. Beyer, who will transmit it to the interested people, the 3 pages relating to the vaccination (instructions, drawing, and fees). I said that the owners should contact M. Boutroux* and have the vaccination done by a veterinarian. I suggested M. Oemler. You must have received from M. Beyer a copy of the 4 reports of the Packisch commission. It is not yet the final report, which will include the 2 experiments and will not be done for another couple of months.

* A co-worker of Pasteur.

J'ai reçu ce matin 3 tubes de 1er. vaccin et 4 tubes de 2ème., et 3 seringues.

Je vaccinerai demain 30,** dans l'après-midi, les moutons et boeufs de Borschütz, et dimanche matin les boeufs de Packisch. Je ne vous télégraphierai lundi que s'il y a des températures au-dessus de 40°5. Au-dessous il n'y a pas encore de danger prochain.

L'inoculation virulente aura lieu le 30 sur 10 mères, 10 agneaux et 10 témoins. Pour complaire à tout le monde 5 mères, 5 agneaux et 5 témoins seront inoculés par sang; 5 mères, 5 agneaux, 5 témoins par culture. Pour tuer le mouton dont le sang servira j'ai encore le double du tube qui m'a servi pour Packisch.[(1)*] Envoyez-moi donc pour le 29 mai un tube à col recourbé de culture virulente en même temps que le 2ème. vaccin pour les 100 boeufs et 3 ou 4 seringues.

Mes amitiés à Chamberland et Roux, à vous, l'expression de tout mon dévouement.

L. Thuillier

** Pasteur a effacé le "3" et a écrit en marge: "C'est le 20 mai. L.P."

* (1) Mai le tube est-il pur? En outre la bactérie n'y est-elle pas morte? restait-il des spores? L. P.

[Note de la main de Pasteur]

28 *Note Autographe de Pasteur*

Le 10 janvier 1882 le Dr. Roloff demande vaccin pour 100 moutons et 100 agneaux*

Le 14 janvier je lui expose l'intérêt d'une expérience publique.

Le 21 janvier il me répond que le ministre de l'agriculture accepte.

Le 5 fév. il m'écrit que le ministre accepte l'épreuve sur 16 vaches et 50 moutons, dont moitié à vacciner.

(Le 5 avril est acceptée une 1ère. inoculation par Thuillier)

Le 1er avril M. Beyer écrit que la commission est formée de

* Mots probables mais peu lisibles.

This morning I received 3 tubes of the 1st vaccine and 4 tubes of the 2nd, and 3 syringes.

Tomorrow the 30th,** in the afternoon, I will vaccinate the sheep and oxen at Borschütz, and on Sunday morning the Packisch oxen. I will cable you on Monday only if there are temperatures above 40.5 C. Below that, there is not yet immediate danger.

The virulent inoculation will take place on the 30th on 10 mothers, 10 lambs, and 10 controls. In order to please everyone, 5 mothers, 5 lambs, and 5 controls will be inoculated with blood; 5 mothers, 5 lambs, and 5 controls, with culture. To kill the sheep whose blood is to be used, I still have the duplicate of the tube I used at Packisch.§ Therefore, for May 29th send me a curved-neck tube of a virulent culture, together with the 2nd vaccine for the 100 oxen and 3 or 4 syringes.

My friendly regards to Chamberland and Roux, and for you, an expression of all my devotion.

L. Thuillier

** Pasteur crossed out the "3" and wrote in the margin: "This is May 20th. L.P."

§ But is the tube pure? Moreover, are the bacteria in it not dead? Do spores remain in it?

[Annotation in Pasteur's hand]

28 *Note Written in Pasteur's Hand*

On January 10, 1882, Dr. Roloff asks for 100 sheep and 100 lambs.*

On January 14, I tell him of the interest in a public experiment.

On January 21, he answers that the minister of agriculture agrees.

On February 5, he writes that the minister agrees to the test on 16 cows and 50 sheep, half of which will be vaccinated.

(On April 5, Thuillier agrees to perform a 1st inoculation.)

On April 1, M. Beyer writes that the commission is formed consisting of the

* Translator's Note: Words indistinct.

Mr. le conseiller d'Etat professeur Virchow

Comte Zirten-Schwerin, membre de la chambre des Seigneurs, propriétaire.

Dr. Prof. Dammann, Direct. de l'Ecole vétérinaire de Hanovre.

M. Zimmermann, propriétaire.

M. Rimpau, propriétaire.

Beyer président, Conseiller intime d'Etat près le min. ᵗʳᵉ de l'agriculture du Royaume de Prusse.

Voir lettre de M. Beyer et le journal et un rapport où il traite des premiers résultats (entre les mains de M. Bouley la lettre et le rapport).

29 *Thuillier à Pasteur**

CIFS** DES MÈRES, QUART DES AGNEAUX, 41, 8 ET 42. BORSCHUETZ MUEHLBERG ELBE.

THUILLIER

* Télégramme du 22 mai 1882 de Thuillier à Pasteur.
** Erreur commise par la poste

30 *Thuillier à Pasteur**

ENCORE QUELQUES MÈRES ET AGNEAUX—42 SOLEIL BRÛLANT.

THUILLIER

* Télégramme du 23 mai 1882 de Thuillier à Pasteur.

31 *Thuillier à Pasteur**

QUELQUES MÈRES 42-ENCORE TEMPS FRAIS.

THUILLIER

* Télégramme du 24 mai 1882 de Thuillier à Pasteur.

State Counsellor and Professor M. Virchow

Count Zirten-Schwerin, member of the Chamber of Lords, owner

Dr. Prof. Dammann, director of the Hanover Veterinary School

M. Zimmermann, owner

M. Rimpau, owner

Beyer, Chairman, State Privy Counsellor to the minister of agriculture of the Kingdom of Prussia.

See letter of M. Beyer and the newspaper and a report in which he analyzes the first results (the letter and the report are in M. Bouley's hands).

29 *Thuillier to Pasteur**

CIFS** OF THE MOTHERS, A QUARTER OF THE LAMBS
41.8°C. AND 42°C. BORSCHUETZ MUEHLBERG, ELBE

THUILLIER

* Cable from Thuillier to Pasteur, May 22, 1882.
** Translator's note: An error by the telegraph operator.

30 *Thuillier to Pasteur**

SOME MOTHERS AND LAMBS STILL 42°C. BURNING SUN.

THUILLIER

* Cable from Thuillier to Pasteur, May 23, 1882.

31 *Thuillier to Pasteur**

SOME MOTHERS 42°C.—WEATHER COOL AGAIN.

THUILLIER

* Cable from Thuillier to Pasteur, May 24, 1882.

32 *Thuillier à Pasteur**

TEMPÉRATURES BAISSENT.

THUILLIER

* Télégramme du 25 mai 1882 de Thuillier à Pasteur.

33 *Thuillier à Pasteur**

TOUT VA BIEN.

THUILLIER

* Télégramme du 26 mai 1882 de Thuillier à Pasteur.

34 *Pasteur à Thuillier*

Paris, le 27 mai 1882

Mon cher Thuillier,

Aujourd'hui, *à la poste*, on porte à votre adresse colis renfermant le 2ème. vaccin pour les 100 boeufs et un tube de culture très virulente. Comme vous le faites observer dans votre lettre de ce matin, datée de Borschütz du 25, il y a lieu de ne pas inoculer des vaccinés encore malades. Je ne crois pas que ce cas se présentera. Du 26 au 30 ils auront eu le temps de se bien guérir.

Vos dépêches sont toutes bien arrivées. Pas de morts, c'est l'essentiel. J'espère bien que vous n'en aurez pas à l'inoculation virulente: à Vincennes il n'y en a pas eu dans des expériences parallèles sur 19 moutons. Pas d'élévation de température. Ce serait étrange que vous n'eussiez pas le même résultat.

La culture virulente que vous allez recevoir est des plus virulentes. Ne mettez pas une dose exagérée quoique suffisante. Il faut qu'elle tue tous les témoins.

Mille bonnes amitiés,

L. Pasteur

Ne craignez-vous pas d'avoir quitté trop tôt Borschütz?

32 *Thuillier to Pasteur**

TEMPERATURES LOWER.

THUILLIER

* Cable from Thuillier to Pasteur, May 25, 1882.

33 *Thuillier to Pasteur**

ALL IS WELL.

THUILLIER

* Cable from Thuillier to Pasteur, May 26, 1882.

34 *Pasteur to Thuillier*

Paris, May 27, 1882

My dear Thuillier,

Today we delivered *to the post office* a package with your address containing the 2nd vaccine for the 100 oxen and a tube of highly virulent culture. As you mentioned in your letter of this morning, dated from Borschütz on the 25th, it is useless to inoculate vaccinated animals that are still sick. I do not think that such a case will occur. They will have had time to recover from the 26th to the 30th.

Your cables arrived all right. No deaths, that is the essential thing. I hope, of course, that you will not have any at the virulent inoculation; at Vincennes, under similar conditions out of 19 sheep, no rise in temperature. It would be strange if you should not have the same result.

The virulent culture that you will receive is one of the most virulent. Do not use an excessive dose; however, it must be strong enough to kill all the controls.

A thousand friendly regards,

L. Pasteur

Are you not afraid you left Borschütz too early?

Berlin, 28 mai 1882

Cher Maître,

Alors que le succès semblait assuré et qq. heures après mon départ de Borschütz, une des brebis vaccinées est morte. Je suis retourné au plutôt. Mais je n'ai pu arriver que 24 h. après la mort, ainsi que Mr. Oemler. Au microscope on ne voyait que vibrions à grosses spores, qq. bâtonnets sans spores dont plusieurs mobiles. Impossible de rien distinguer. La putréfaction était trop avancée. La rate était un peu grosse et en bouillie, le coeur et les reins ramollis, les poumons et le foie déjà verdâtres. J'ai opéré pour déclarer l'animal mort de maladie indéterminable. Ce n'est pas une des 15 brebis du tableau des températures. Elle a paru malade en rentrant à la bergerie le 27 à midi et est morte à 1 h. 30. Le n° 125 a encore aujourd'hui 41°2. Je crains fort pour lui. Voici la suite des tableaux des températures.

	Mères			Agneaux	
	26 mai	*27 mai*		*26 mai*	*27 mai*
2	38,8	38,9	1	38,8	39,0
20	41,0	40,4	2	39,2	39,0
43	39,4	39,4	3	39,5	39,0
92	40,2	39,4	4	38,2	38,8
110	38,8	39,2	5	40,0	39,2
118	38,6	39,0	6	40,0	39,2
125	40,8	41,0	7	39,6	39,5
128	39,6	40,0	8	39,2	38,8
139	39,4	39,0	9	39,0	39,3
160	38,4	38,5	10	39,4	39,3
163	39,4	39,2	11	39,0	39,2
174	39,2	39,0	12	39,8	39,2
190	39,8	39,2	13	39,2	38,6
191	39,2	39,2	14	39,6	38,8
200	40,0	39,1	15	38,8	38,5

On inocule mardi, 12 des brebis ci-dessus les nos. 92, 125, 174 exceptés, et les agneaux de ces brebis.

J'ai remis votre lettre à Mr. Beyer.

Je vous écris de la gare de Rödereau et posterai cette lettre à la gare de Potsdam en rentrant à Berlin.

Berlin, May 28, 1882

Dear Master,

At the moment when success seemed to be certain, and some hours after my departure from Borschütz, one of the vaccinated ewes died. I returned as soon as possible. But I could get there with M. Oemler only 24 hours after the death. Under the microscope we saw only vibrios with large spores, some rodlets without spores, some of which were mobile. Impossible to detect anything. The putrefaction was too far advanced. The spleen was slightly enlarged and was like pulp, the heart and the kidneys were softened, the lungs and the liver were already greenish. I operated only to declare the animal dead of an indeterminable disease. It is not one of the 15 ewes on the temperature chart. She seemed to be ill when returning to the sheep cot at noon on the 27th, and she died at 1:30 p.m. No. 125 still has 41.2°C today; I am deeply concerned about her. Here is the rest of the temperature record.

| | Mothers | | | | Lambs | |
	May 26	May 27			May 26	May 27
2	38.8	38.9		1	38.8	39.0
20	41.0	40.4		2	39.2	39.0
43	39.4	39.4		3	39.5	39.0
92	40.2	39.4		4	38.2	38.8
110	38.8	39.2		5	40.0	39.2
118	38.6	39.0		6	40.0	39.2
125	40.8	41.0		7	39.6	39.5
128	39.6	40.0		8	39.2	38.8
139	39.4	39.0		9	39.0	39.3
160	38.4	38.5		10	39.4	39.3
163	39.4	39.2		11	39.0	39.2
174	39.2	39.0		12	39.8	39.2
190	39.8	39.2		13	39.2	38.6
191	39.2	39.2		14	39.6	38.8
200	40.0	39.1		15	38.8	38.5

On Tuesday, 12 of the above mentioned ewes (except Nos. 92, 125, and 174) and the lambs of these ewes will be inoculated. I have given your letter to M. Beyer.

Je vous écrirai demain si j'ai reçu votre envoi.

Faites mes amitiés à Chamberland et Roux et recevez l'expression de mon dévouement.

L. Thuillier

36   *Thuillier à Pasteur*

Berlin, 29 mai 1882

Cher Maître,

J'ai reçu ce matin votre lettre et la boîte. J'ai autopsié ce matin à 9 h. le mouton inoculé par moi à l'Ecole Vétérinaire le 27 à 7 h. du soir. Ce mouton était mort ce matin à 6 h. J'ai recueilli du sang dans des tubes flambés. Avec ce sang additionné d'eau distillée bouillie seront inoculés 6 mères et 6 agneaux vaccinés, 3 mères et 3 agneaux témoins. Avec la culture virulente: 6 mères et 6 agneaux vaccinés, 3 mères et 3 agneaux témoins et les 3 bêtes bovines témoins qui ont survécu à l'inoculation virulente de Packisch.

Comme vous me le dites, j'ai quitté Borschütz trop tôt, mais je ne pouvais faire autrement, devant inoculer ce jour-là un mouton à Berlin pour avoir du sang frais.

Je vous télégraphierai jeudi les résultats obtenus. Je compte quitter Berlin samedi soir, visiter qq. villes sur mon passage, et aller voir à Amiens ma mère malade. Je rentrerai alors à Paris le lundi 12 juin.

Faites mes amitiés à Chamberland et Roux et recevez l'assurance de mon dévouement.

L. Thuillier

I am writing to you from the railway station of Rödereau and will mail this letter at the Potsdam station on my way back to Berlin.

I shall write you tomorrow if your shipment arrives.

Give my friendly regards to Chamberland and Roux, and receive the expression of my devotion.

L. Thuillier

36　*Thuillier to Pasteur*

Berlin, May 29, 1882

Dear Master,

This morning I received your letter and the package. At 9:00 this morning I autopsied the sheep I had inoculated at the Veterinary School at 7:00 p.m. on the 27th. The sheep died this morning at 6. I collected the blood in flamed tubes. The 6 vaccinated mothers and the 6 vaccinated lambs, the 3 control mothers and the 3 control lambs, will be inoculated with this blood, to which I shall add boiled, distilled water. The following animals will be inoculated with the virulent culture: 6 vaccinated mothers and 6 vaccinated lambs, 3 control mothers and 3 control lambs and 3 control oxen that survived the virulent inoculation at Packisch.

As you said, I left Borschütz too early, but I could not do otherwise, because I had to inoculate a sheep in Berlin that day in order to have fresh blood.

On Thursday I will wire the results obtained. I intend to leave Berlin Saturday evening, to visit some towns on my way and to see my sick mother in Amiens. I shall return to Paris on Monday, June 12.

Give my friendly regards to Chamberland and Roux, and accept the assurance of my devotion.

L. Thuillier

Packisch, 1 juin 1882

Cher Maître,

Tous les témoins sont morts de 24 à 40 heures après l'inoculation.

Un petit agneau vacciné (n° 1) a été trouvé mort aujourd' hui à 2 h. Ce matin il paraissait un peu triste. Il avait hier 40°5 et ce matin 39°4. La rate était grosse et en bouillie, les poumons couverts de taches hémorragiques. Le sang rempli de bactéridies. Il n'y avait qu'un peu d'oedème à la piqûre. Il avait été inoculé avec le sang. Il est donc mort du charbon. Je ne puis comprendre sa mort qu'en admettant que l'intervalle de 10 jours entre la dernière vaccination et l'inoculation virulente était qq. fois insuffisant.

Voici les températures le 31 mai et le 1 juin, l'inoculation ayant eu lieu le 30 à 2 h. soir.

	mères			Agneaux	
	31 m.	*1 juin*		*31 mai*	*1 juin*
2 sang	38,8	38,5	1 sang	41,5	39,4 mort
20 sang	39,2	38,6	2 culture	39,2	38,8
43 culture	42,4	41,5	3 culture	39,2	38,5
110 culture	39,0	39,0	4 sang	40,8	39,0
118 sang	39,0	38,8	5 sang	38,6	38,4
128 culture	38,6	38,4	6 culture	39,0	39,2
139 culture	39,0	38,7	7 culture	39,0	38,6
160 sang	39,0	38,8	8 culture	38,6	39,4
163 sang	41,0	40,7	9 sang	41,0	41,6
190 culture	39,0	38,2	10 sang	39,7	39,5
191 culture	39,3	38,6	11 sang	38,8	38,2
200 sang	38,4	38,6	12 culture	39,0	38,7

Je quitte Packisch aujourd'hui. Je pense que rien ne s'y doit plus produire de fâcheux. Je reste à Berlin jusqu'à samedi soir. S'il se passait qq. chose de nouveau on me le télégraphierait et j'irais voir.

Recevez, cher Maître, l'expression de mon dévouement.

L. Thuillier

Packisch, June 1, 1882

Dear Master,

All the controls died between 24 to 40 hours after inoculation.

A little vaccinated lamb (No. 1) was found dead today at 2 o'clock. This morning he seemed slightly sick. Yesterday he had 40.5°C. and this morning 39.4°C. His spleen was thick and pulpy, his lungs covered with hemorrhagic spots. The blood was filled with bacteridia. There was only a slight edema at the site of injection. It had been inoculated with blood. It died therefore from anthrax. I can understand his death only by assuming that the 10-day interval between the last vaccination and the virulent inoculation was somehow insufficient.

Here are the temperatures on May 31 and June 1, following the inoculation that was done at 2 p.m. on the 30th.

	Mothers			*Lambs*	
	May 31	*June 1*		*May 31*	*June 1*
2 blood	38.8	38.5	1 blood	41.5	39.4 died
20 blood	39.2	38.6	2 culture	39.2	38.8
43 culture	42.4	41.5	3 culture	39.2	38.5
110 culture	39.0	39.0	4 blood	40.8	39.0
118 blood	39.0	38.8	5 blood	38.6	38.4
128 culture	38.6	38.4	6 culture	39.0	39.2
139 culture	39.0	38.7	7 culture	39.0	38.6
160 blood	39.0	38.8	8 culture	38.6	39.4
163 blood	41.0	40.7	9 blood	41.0	41.6
190 culture	39.0	38.2	10 blood	39.7	39.5
191 culture	39.3	38.6	11 blood	38.8	38.2
200 blood	38.4	38.6	12 culture	39.0	38.7

I am leaving Packisch today. I doubt that anything unpleasant will develop. I will be staying in Berlin until Saturday evening. If something new should occur, they will cable me and I will go back.

Receive, dear Master, the expression of my devotion.

L. Thuillier

38 *Thuillier à Pasteur**

TOUS LES TÉMOINS, UN AGNEAU VACCINÉ MORTS,
RÉINOCULATION PRÉMATURÉE.

THUILLIER

* Télégramme du 2 juin 1882 de Thuillier à Pasteur.

39 *Thuillier à Pasteur**

SURVIVANTS VONT BIEN, VAIS À PACKISCH.

THUILLIER

* Télégramme du 3 juin de Thuillier à Pasteur.

40 *Thuillier à Pasteur**

ENCORE DEUX 41 PARS DEMAIN SOIR.

THUILLIER

* Télégramme du 5 juin 1882 de Thuillier à Pasteur.

41 *Thuillier à Pasteur*

Berlin, 5 juin 1882

Cher Maître,

Je suis allé hier à Packisch. Les animaux sont bien portants, sauf 3. L'agneau n° 6 est maigre et un peu boiteux; il n'est pas anémique. La brebis 43 est un peu anémique. Voici les températures :

38 *Thuillier to Pasteur**

ALL CONTROLS, ONE VACCINATED LAMB DEAD,
PREMATURE REINOCULATION.

THUILLIER

* Cable from Thuillier to Pasteur, June 2, 1882.

39 *Thuillier to Pasteur**

SURVIVORS DOING WELL. GOING TO PACKISCH.

THUILLIER

* Cable from Thuillier to Pasteur dated June 3, 1882.

40 *Thuillier to Pasteur**

STILL TWO 41°C., LEAVE TOMORROW EVENING.

THUILLIER

* Cable from Thuillier to Pasteur dated June 5, 1882.

41 *Thuillier to Pasteur*

Berlin, June 5, 1882

Dear Master,

Yesterday I went back to Packisch. All but 3 of the animals are fine. Lamb No. 6 is thin and limps slightly; he is not anemic; ewe No. 43 is slightly anemic. Here are the temperatures [in centigrade]:

	agneaux				mères		
	3 juin	*4*	*5*		*3 juin*	*4*	*5*
2	39,1	39,0		2	38,4	38,3	
3	38,8	38,4		20	39,3	39,0	
4	39,1	39,0		43	41,3	41,2	41,0
5	38,9	38,7		110	38,9	38,5	
6	40,0	40,0	39,9	118	39,0	39,2	
7	39,6	39,0		128	38,0		
8	39,0	38,7		139	39,0	38,8	
9	40,5	40,3	41,2	160	38,6	38,8	
10	39,8			163	39,5	39,2	
11	38,8	38,6		190	38,2	38,4	
12	39,3	38,9		191	38,2	38,6	
				200	38,3	38,4	

On m'enverra encore demain par dépêche la température des agneaux 6 et 9 et de la brebis 43. Je vous les enverrai. Il y aura alors 7 jours écoulés depuis l'inoculation. Je pense qu'il sera inutile de rester plus longtemps et mon intention est de partir mardi 6 à 9 h. 56 du soir.

Agréez, cher Maître, l'assurance de mon dévouement.

L. Thuillier

42 *Thuillier à Pasteur**

9 ENCORE 41. THUILLIER PARTI.

* Télégramme du 7 juin 1882 de Thuillier à Pasteur.

43 *Pasteur à Thuillier*

Arbois, le 15 août 1882

Mon cher Thuillier,

J'ai bien reçu votre lettre du 14. Les 6 poules inoculées le 11 par culture virulente Lebrun ont été certainement bien touchées par le virus, quoique dès le 14 elles paraissent remises.

Elles seront très intéressantes à éprouver par le choléra des

	Lambs					Mothers		
	June 3	June 4	June 5			June 3	June 4	June 5
2	39.1	39.0			2	38.4	38.3	
3	38.8	38.4			20	39.3	39.0	
4	39.1	39.0			43	41.3	41.2	41.0
5	38.9	38.7			110	38.9	38.5	
6	40.0	40.0	39.9		118	39.0	39.2	
7	39.6	39.0			128	38.0		
8	39.0	38.7			139	39.0	38.8	
9	40.5	40.3	41.2		160	38.6	38.8	
10	39.8				163	39.5	39.2	
11	38.8	38.6			190	38.2	38.4	
12	39.3	38.9			191	38.2	38.6	
					200	38.3	38.4	

Tomorrow the temperature of lambs 6 and 9 and ewe 43 will be cabled to me again. I will send them along to you. Seven days will then have passed since the inoculation. I think it should be unnecessary for me to stay here any longer, and I intend to leave on Tuesday, the 6th, at 9:56 p.m.

Receive, dear Master, the assurance of my devotion.

L. Thuillier

42 Thuillier to Pasteur*

9 STILL 41°C. THUILLIER GONE.

* Cable from Thuillier to Pasteur dated June 7, 1882.

43 Pasteur to Thuillier

Arbois, August 15, 1882

My dear Thuillier,

I have received your letter of the 14th. The 6 hens inoculated on the 11th with a virulent Lebrun culture have certainly been affected by the virus, though they seem to have been recovering since the 14th.

poules. Il faudra essayer le choléra sur le lapin guéri (à l'oreille, dont le compagnon est mort). Il sera bon aussi d'essayer de nouveau l'ancien gris-noir qui a déjà supporté très bien le choléra une fois.

Il est bien curieux que vous ayez trouvé l'org.** du cheval de Ch^d* dans le veau mort de péripneumonie. Souvenons-nous de ce fait et plus tard inoculons le virus directement à un veau, sans virus péripneumonique associé. Je pense que vous conservez encore des tubes de la sérosité du veau et également de celle du boeuf et de l'organisme qui paraît l'avoir tué. Avez-vous gardé du sang du cobaye qu'il a fait périr ?

Quand vous aurez l'organisme du cheval atténué il faudra rechercher s'il vaccine pour l'une de nos maladies connues.

Je crois toujours fermement à une vaccination possible des poules contre le choléra par le Lebrun et ce serait un fait d'une grande, très grande importance.

Les épreuves de vaccination du rouget vont très bien.

N'avez-vous rien tenté sur vos gros porcs ?

Que deviennent les lapins inoculés par salive des lapins morts par le Lebrun?

N'oubliez pas les chevaux de Vincennes.

Mille bonnes amitiés

L. Pasteur

Savez-vous ce que sont devenus les lapins inoculés le 29 décembre 1881 par culture d'un tube org.** à variole porté 18 minutes à 48°. Qu'ont donné ces essais sur l'influence de la chaleur. Y a-t-il preuve que par elle seule il y ait eu atténuation indépendante de l'air ?

L. P.

** = Micro-organisme.
* Ch^d = Chamberland.

It will be very interesting to try chicken cholera on them. The cholera must be tried on the healed rabbit (at the ear, whose companion died). It also would be good to try it again on the old grey-black, which has already withstood cholera very well once.

It is indeed curious that you found Ch^d's* org.** of the horse in a calf that died from peripneumonia. We must keep this fact in mind, and later we will inoculate the virus directly in a calf, without an associated peripneumonia virus. I hope you still have the tubes containing the calf serosities, as well as those of the ox and of the organism that seems to have killed it. Did you keep the blood of the guinea pig it killed?

When you have the attenuated horse organism, we must find out if it vaccinates against one of our known diseases.

I am still strongly convinced of the possibility of a vaccination of hens against cholera with the Lebrun, and this would be a fact of great, very great, importance.

The swine fever vaccination tests are working fine.

Did you try anything on your large swine?

What is happening to the rabbits inoculated with saliva from rabbits that died of the Lebrun?

Do not forget the horses at Vincennes.

A thousand friendly regards,

L. Pasteur

Do you know what happened to the rabbits inoculated on December 29, 1881, with a culture of smallpox organism treated for eighteen minutes at 48°C?

What are the results obtained from these trials relevant to the influence of heat? Is there any evidence that an attentuation independent of air can be obtained through it [heat] alone?

L. P.

* Ch^d = Chamberland.
** Microorganism (Pasteur's abbreviation).

Arbois, le 25 août 1882

Mon cher Thuillier,

Je renonce à vous prier de venir à Genève. Ce serait déranger Roux, compliquer les expéditions de vaccins, vous enlever à ce que vous faites. Le profit, j'imagine, ne compenserait pas ces ennuis divers. Cependant si, l'idée une fois mise dans votre esprit, vous aviez le désir de faire ce voyage, n'ayez aucun scrupule de m'en faire part, au cas où Roux se prêterait sans l'ombre d'un regret à ce projet. Je désire toutefois que vous m'envoyiez un court résumé des faits sur le microbe Lebrun dont je parlerai comme exemple d'un nouveau microbe que l'oxygène peut atténuer.

Les chevaux, les porcs etc . . . ne donnent donc pas de résultats que vous ne m'écrivez pas. Avez-vous vu les vaches ? J'ai des tableaux pour la série Mollereau* jusqu'au 18.

Les inoculations de l'org.** du rouget paraissent-elles toujours vacciner contre les inoculations dans la trachée. Ayez toujours la comparaison d'inoculations de témoins dans la trachée.

Vous devez comme moi craindre que le vaccin de Packisch ne tienne pas assez longtemps. 2 morts vaccinés contre 7 non vaccinés, c'est trop, si l'avenir ne devait être meilleur.

Le nouveau lapin inoculé du Lebrun affaibli qui n'est pas mort a-t-il supporté l'inoculation du choléra ?

Avez-vous inoculé une poule par le choléra, de celles qui ont reçu trois premières inoculations Lebrun ?

Mille bonnes amitiés,

L. Pasteur

* Mollereau, vétérinaire à Charenton (Seine), a travaillé avec Pasteur sur la péripneumonie contagieuse.
** = Micro-organisme.

Arbois, August 25, 1882

My dear Thuillier,

I shall renounce asking you to come to Geneva. This would disturb Roux, complicate the vaccine shipments, and take you away from what you are doing. The benefit, I imagine, would not compensate for the various annoyances. However, if you are set on this idea and if you would like to make the trip, do not hesitate to let me know, in the event that Roux supports this proposal wholeheartedly. However, I would like for you to send me a short summary of the facts on the Lebrun microbe, on which I will speak as an example of a new microbe that can be attenuated by oxygen.

The horses, the swine, etc.—there are of course no results that you have not written me. Have you seen the cows? I have the table for the Mollereau* series up to the 18th.

Do the inoculations of the swine fever microorganism always seem to vaccinate against the inoculations in the windpipe? Always have a comparison of controls inoculated in the windpipe.

You must fear, as I do, that the Packisch vaccine may not be effective long enough. Two vaccinated deaths against 7 non-vaccinated—it is too much, if things are to improve in the future.

The new rabbit inoculated with weakened Lebrun, the one that did not die: did he tolerate the cholera inoculation?

Have you inoculated with cholera a hen from among those that have received the first three Lebrun inoculations?

A thousand friendly regards,

L. Pasteur

* Mollereau, veterinarian at Charenton (Seine), worked with Pasteur on peripneumonia.

Arbois, le 18 sept. 1882

Mon cher Thuillier,

Les poules que vous avez inoculées le 14 sept. (par culture du tube très virulent de sang à choléra des poules que je vous ai remis en tube fermé avant de revenir à Arbois), sont-elles les 6 poules inoculées de Lebrun le 17 juillet, ou bien sont-ce les 4 poules qui restent de celles inoculées par vous le 11 août par Lebrun, aux 2 muscles pectoraux et aux 2 cuisses ?

En me donnant le résultat de l'inoculation du 14 sept., faites-moi part de ce renseignement.

Que ce soit l'un ou l'autre de ces deux lots, vous pourriez refaire, sur le lot non inoculé le 14 sept. votre même inoculation du 14 avec la même culture très virulente. Bref, vous devez avoir 2 lots de poules inoculées de Lebrun puis qui ont supporté un choléra relativement faible.

Mille bonnes amitiés,

L. Pasteur

Dites donc à Roux

1° envoyer Revue des 2 mondes du 15 sept.
2° renouveler abonnement au *Moniteur Universel* pour 6 mois. Adresser à Arbois (Jura).

Arbois, le 3 oct. 1882

Mon cher Thuillier,

Que devenez-vous ? Etes-vous toujours à Paris? Chamberland est-il arrivé? Je désirerais beaucoup voir des poules inoculées par le *Lebrun*, lorsque j' arriverai et pour gagner du temps. Faites-en acheter un lot important de 36 au moins. Vous en inoculerez 24 par Lebrun virulent, 12 aux muscles et aux cuisses, 12 aux muscles seuls. A mon arrivée je ferai prendre des repas virulents

Arbois, September 18, 1882

My dear Thuillier,

The hens that you inoculated on September 14th (with a very virulent culture of the chicken blood contaminated with cholera that I gave you in a sealed tube before I returned to Arbois): are they the 6 hens inoculated with Lebrun on July 17th, or are they the 4 hens remaining of those you inoculated with the Lebrun on August 11th, in the 2 pectoral muscles and in the 2 thighs?

When you give me the results of the inoculation of September 14, also give me this information.

No matter which of these two groups it may be, you could repeat your same inoculation of the 14th with the same very virulent culture on the group not inoculated on September 14th. In short, you are supposed to have inoculated with the Lebrun 2 groups of hens that have tolerated a relatively weak cholera.

A thousand friendly regards,

L. Pasteur

Tell Roux
1. to send the Revue des 2 mondes for September 15th.
2. renew the subscription to the *Moniteur Universel* for 6 months. Address it to Arbois (Jura).

Arbois, October 3, 1882

My dear Thuillier,

What has become of you? Are you still in Paris? Did Chamberland arrive? To save time when I arrive I would like very much to see the hens inoculated with the *Lebrun*. Have a large group of at least 36 bought. Inoculate 24 with virulent Lebrun, 12 in the muscles and the thighs, 12 in the muscles alone; when I arrive, I will administer virulent cholera meals to the 36. It is

du choléra aux 36. C'est surtout l'inoculation par les repas dont il faut éprouver les effets. Sur celles qui y échapperont nous pourrons essayer l'inoculation par piqûre. Où en êtes-vous de votre travail? Etes-vous satisfait?

Si vous avez un renseignement au sujet des 12 moutons *Maucuer,** dites-moi ce qui a causé la mort.

Faites remplir les cages vides par des chiens de la Fourrière, propres, pas trop gros: à mon arrivée il y aura beaucoup d'expériences à faire sur la rage. Mettez la date sur le bon ci-joint.

Pour les poules recommandez à Jean** de prendre des sujets uniformes; qu'il n'y ait pas à côté de vieux sujets de jeunes poules et poulets. Enfin que la comparaison des constitutions puisse être établie. Bref qu'il fasse un achat, non les yeux fermés, mais un achat intelligent.

Mille bonnes amité,

L. Pasteur

Eugène** ou vous, n'avez-vous rien remarqué sur les lapins de la rage? Parlez-m'en. Les 4 petits porcs grossissent-ils?
Si M. Nocard ou M. Bourrel*** vous proposent un chien rabique prenez son cerveau et inoculez-le, tout au moins à des lapins, comme nouvelle source de virus rabique. C'est très important.

* Maucuer, vétérinaire à Bollène (Vaucluse).
** Jean Arconi et Eugène Viala, garçons de laboratoire de Pasteur.
*** Bourrel, vétérinaire de l'armée.

47 *Pasteur à Thuillier*

Arbois, le 5 oct. 1882

Mon cher Thuillier,

Je vous félicite tout d'abord de la haute distinction que vous confère le Gouvernement allemand. Ils ont bien fait de ne pas m'en gratifier. Ils se souviennent: c'est tout juste. Pour vous, c'est autre chose, et je suis satisfait de ce témoignage qui montre bien qu'ils n'ont pas lieu d'être trop mécontents du résultat de votre

mainly the effects of the inoculation through meals that must be tested. On those that survive, we will be able to try inoculation by injection. Where are you with your work? Are you satisfied?

If you have any information concerning the 12 sheep of *Maucuer,** let me know what caused their death.

Have the empty cages filled with dogs from the pound, clean ones, not too large. On my arrival we will have many experiments to do on rabies. Insert the date on the order form, here enclosed.

For the hens, recommend to Jean** that he choose uniform subjects: avoid putting any old subjects with young hens and chickens. Finally, be sure that the differences in constitutions can be established. In short, be sure he makes an intelligent purchase and not one with his eyes closed.

A thousand friendly regards,

L. Pasteur

Did you or Eugène* notice anything about the rabbits with rabies? Let me know about them. Are the 4 little pigs growing?

If M. Nocard or M. Bourrel** should offer you a rabid dog, take its brain and inoculate it, at least in rabbits, as a new source of the rabic virus. This is very important.

* Maucuer, a veterinarian in Bollène (Vaucluse).
** Jean Arconi, a technician in Pasteur's laboratory.
* Eugène Viala, a technician in Pasteur's laboratory.
** Bourrel, an Army veterinarian.

47 *Pasteur to Thuillier*

Arbois, October 5, 1882

My dear Thuillier,

First, I congratulate you for the high distinction that the German government has conferred on you. They did well not to offer it to me. They remember: it is proper. For you, it is another matter, and I am satisfied with this clear indication that they are not displeased with the results of your mission. As soon as you

mission. Dès que vous aurez des nouvelles de Packisch, faites-les-moi parvenir. Je ferai de même à votre égard. Vous avez raison; voilà l'essentiel.

Vous êtes trop à la veille de votre départ pour vous occuper d'un chien enragé. Laissez cela en ce moment. A mon arrivée, je verrai les Bourrel ou les Nocard.

Votre travail de thèse marchera bien. C'est une question chimique qui vous a occupé. Je vous engage d'y joindre l'étude de ce que devient le vaccin après l'inoculation vaccinale. Ceci vous conduira sûrement à des résultats utiles qui, joints à ceux que vous recherchez, feront une excellente thèse.

Ci-joint une note du Dr. Klein que le *British Medical* [*Journal*] m'a fait adresser. Ma réponse sera surtout courtoise et juste. Le Dr. Klein était vraiment tenu à faire plus et mieux.

Mille bonnes amitiés,

L. Pasteur

Sans doute, depuis ma dernière lettre, j'ai reçu *l'Eclaireur.* Votre conférence a bien pris le point utile à traiter devant les members de ce comice. Sa lecture m'a suggéré une idée qui serait peut-être bonne à mettre en pratique dès l'an prochain: se prêter à vacciner tout un troupeau si on vaccine en mars et avril. Pour toutes les vaccinations du printemps à l'automne, ne vacciner que par moitié afin d'avoir des témoins. Surtout il faut être constamment en vérification de la valeur des vaccins et en préparation de nouveaux. Ce n'est pas aussi simple que cela semble; mais nous y parviendrons.

Je crains bien que les lapins Beucler* ne meurent charbonneux d'après les détails de vos autopsies. N'oubliez pas de m'en écrire à votre départ.

* M. Beucler, un fermier.

have news from Packisch, please let me know. I shall do the same for you. You are right; this is the main thing.

You are too near the day of departure to be concerned with a rabid dog. Forget that for the moment. When I arrive I will see the Bourrels or the Nocards.

Your thesis work will go well. It is a chemical question that has occupied you. I advise you to add the study concerning the fate of the vaccine after vaccinal inoculation. This will certainly lead you to useful results which, together with those of your other investigations, will make an excellent thesis.

I have enclosed a note from Dr. Klein that the *British Medical [Journal]* has sent me. My response will be essentially courteous and correct. Dr. Klein really should have done more and better work.

A thousand friendly regards,

L. Pasteur

Probably since my last letter, I received the *Eclaireur*. Your lecture stressed the important point to discuss before the members of this meeting. Reading it brought to my mind an idea that would be good to put into practice from next year on: to agree to vaccinate an entire flock only if vaccinations are to be done in March and April. In all vaccinations from spring to autumn we should vaccinate only half of the animals in order to have controls. Above all, the quality of the vaccines must be constantly checked and new ones must be prepared. This is not easy as it may seem, but we will be able to do it.

I really fear that Beucler's* rabbits did die of anthrax, judging from the details of your autopsies. Do not forget to inform me about this before your departure.

* Mr. Beucler, a farmer.

Arbois (Jura), ce 5 octobre 1882

Cher Monsieur,

Je vous suis fort obligé de m'avoir communiqué le résumé des expériences du Dr. Klein sur le vaccin charbonneux. Voici les réflexions que ces expériences me suggèrent.

La découverte de l'atténuation des virus, l'utilité de ses applications, en ce qui concerne notamment le vaccin charbonneux a été depuis un an tant de fois contrôlée dans divers pays qu'il n'y a plus à revenir sur sa démonstration. Elle est acquise à la science.

Qu'un expérimentateur, quelque soit d'ailleurs son mérite, et je sais que le Dr. Klein en a beaucoup, échoue dans le contrôle nouveau qu'il en veut faire, c'est à lui, dans l'état actuel de la science, de rechercher les motifs de son échec.

J'ai déjà fait observer que la question d'espèces et de races doit être prise en considération. Un vaccin qui vaccine des lapins, vaccine mal ou très peu les moutons. Telle race de moutons ne supporte pas ou supporte mal le vaccin propre à telle autre race. Il est bon que des essais préliminaires soient faits sur un petit nombre d'individus, surtout si l'on passe d'un pays à un autre afin qu'on se rende compte du degré de force du vaccin, si l'on peut ainsi dire, qui convient aux espèces ou aux variétés nouvelles. Les souris et les cobayes ne peuvent servir à éprouver des vaccins de moutons.**

Il y a, dans le genre d'épreuves dont il s'agit, d'autres causes d'échec possibles. Par exemple, j'ai déjà fait observer que dans une des expériences entreprises en Italie on a employé, pour virus virulent de contrôle, du virus charbonneux qui était septicémique. Les animaux vaccinés sont morts comme les non-vaccinés.

Le Dr. Klein a échoué également, paraît-il, dans la constatation de l'atténuation du virus charbonneux à 42°, 43° centigrades, avec contact de l'air. C'est qu'il n'a pas suivi la marche que j'ai indiquée et ici encore il ne doit se prendre qu'à lui-même de son échec.

---

* Brouillon d'une lettre de Pasteur, écrite à Hary, directeur du *British Medical Journal*, d'une main inconnue.
** Cette phrase est de la main de Pasteur.

Arbois (Jura), October 5, 1882

Dear Sir,

I am very grateful to you for having sent me the summary of Dr. Klein's experiments with the vaccine against anthrax. Here are some thoughts that these experiments bring to mind.

The discovery of attenuation of viruses and the usefulness of its applications, particularly in relation to the anthrax vaccine, have been verified so many times in the past year in different countries that it is not necessary to demonstrate it again. It belongs to science.

When an investigator, whatever his merit may be—and I know that Dr. Klein has a great deal—fails in a new experiment that he wants to do, it is his duty, in the present state of science, to seek the reasons for his failure.

I have already pointed out that the question of species and breeds must be considered. A vaccine that vaccinates rabbits vaccinates sheep poorly or very weakly. One breed of sheep does not tolerate, or tolerates poorly, the vaccine suited to another breed. It is advisable that preliminary trials be done on a small number of subjects, especially if we move from one country to another so as to test the degree of strength of the vaccine, so to speak, which is best suited to new species or varieties. Mice and guinea pigs cannot be used to test sheep vaccines.**

There are, in the type of trials considered, other possible causes of failure. For example, I have already called attention to the fact that in one of the experiments undertaken in Italy, a virus of anthrax that was septicemic was used in place of a virulent virus for control. Both vaccinated and unvaccinated animals died.

Dr. Klein failed also, so it seems, to demonstrate anthrax virus attenuation at 42°C, 43°C with air contact. This happened be-

---

* Draft of letter from Pasteur to Hary, director of the *British Medical Journal*, in an unknown hand.

** This sentence is in Pasteur's handwriting.

Quant à la conclusion de la note à laquelle je réponds, je la trouve plus que sage. Il ne faut pas introduire le vaccin charbonneux dans un pays où le charbon ne sévit pas, c'est l'évidence même.

Veuillez etc . . .

Signée: Pasteur

49 *Pasteur à Maucuer**

Paris, 4 nov. 1882

Monsieur,

J'ai toujours l'intention d'aller dans le Vaucluse pour faire quelques expériences sur la maladie qui décime vos porcs. Vous m'écrivez comme à une personne qui possède le moyen de prévenir le mal par un vaccin. Votre confiance est hors de proportion avec l'état de mes connaissances présentes. J'ai bien des essais à faire dans ce sens; mais il y a loin d'une espérance de laboratoire à une pratique générale de vaccination. Tout est à faire encore comme preuve. M. Thuillier, qui peut-être m'accompagnera, et moi, nous vaccinerons des porcs; mais il faudra attendre l'effet de l'épidémie de l'été prochain pour savoir à quoi s'en tenir sur l'efficacité de l'opération.

Je ne puis quitter Paris cette semaine; mais je serai plus libre dans la semaine suivante; à moins de circonstances imprévues je serai à Bollène, le 15 du courant.

Veuillez agréer, monsieur, l'assurance de ma considération la plus distinguée.

L. Pasteur

* Vétérinaire à Bollène (Vaucluse)

cause he did not follow the steps I indicated and here again he is the one responsible for his failure.

As to the conclusion of the note that I am answering, I find it more than wise. We must not introduce anthrax vaccine into a country where the disease is not found; this is obvious.

Please, etc. . . .

Signed: Pasteur

49 *Pasteur to Maucuer**

Paris, November 4, 1882

Sir,

I still intend to go to Vaucluse to perform some experiments on the disease that is killing your swine. You are writing to me as to a person who possesses the power to prevent the disease through a vaccine. Your confidence is disproportionate to the state of my present knowledge. I have many tests to make along those lines, but it is a long way from a laboratory hope to a general practice of vaccination. Everything remains to be done by way of establishing proof. M. Thuillier, who may accompany me, and I will vaccinate your swine; but we must wait for the effects of next summer's epidemic before making a judgment as to the efficacy of the operation.

I cannot leave Paris this week, but I shall be free the following week. Unless something unexpected happens, I shall be in Bollène on the 15th next.

Please accept, Sir, the assurance of my highest esteem.

L. Pasteur

* Veterinarian in Bollène (Vaucluse).

Paris, le 13 nov. 1882

Monsieur,

Je m'empresse de vous remercier de vos bonnes indications.
Il est heureux pour notre recherche que le rouget sévisse encore.

Nous partons demain par le rapide; nous coucherons à Lyon et
le lendemain mercredi nous prendrons le train de 7 h.20 matin qui
nous fait descendre à Bollène La Croisière à 11 h.6.

Je vous prie de nous retenir deux ou trois chambres. Une pour
moi, une pour M. Thuillier et un jeune aide. Celui-ci pourrait
coucher dans une petite chambre autre que celle de M. Thuillier
ou dans celle de M. Th. à deux lits.

Faites en sorte, je vous prie, de connaître des porcheries plus
ou moins éloignées où nous trouverons malades et morts.

Veuillez agréer, Monsieur, l'assurance, avec tous mes remerciements, de ma considération la plus distinguée.

L. Pasteur

51   *Thuillier à Maucuer*

Paris, 31. XII. 82

Cher Monsieur,

Je reçois seulement votre manuscript; je vous le renvoie singulièrement émondé. Je vous en demande pardon, mais, nous autres
gens du Nord nous considérons les éloges excessifs (quoique
très justes si vous le voulez) comme des injures. L'original aurait
fort à faire pour ressembler au tableau. On a d'ailleurs assez à
faire sans chercher à s'idéaliser. Je vous permettrais de dire certains passages supprimés sur ma tombe, mais de mon vivant jamais. Et les confrères jaloux (qui n'en a pas?) riraient bien de
cela, surtout sachant que je l'ai vu avant qu'il ne fut prononcé.
Il n'y aurait plus de puits assez profond où me jeter. Je vous permets et vous engage même à changer les phrases que j'ai alignées
rapidement, mais pas le fonds. Ce manuscrit me fait plaisir car

Paris, November 13, 1882

Sir,

I hasten to thank you for your good information. It is fortunate for our research that swine fever is still raging.

We are leaving tomorrow morning by express train; we will sleep in Lyon and at 7:20 a.m. the following day, Wednesday, we will catch the train that arrives in Bollène la Croisière at 11:06 a.m.

Please reserve two or three rooms for us. One for me, one for M. Thuillier and a young helper. He could sleep in a small room other than that of M. Thuillier, or in that of M. Th. with two beds.

Please inquire about hog farms in the vicinity where we can find diseased and dead animals.

Please accept, Sir, the assurance of all my thanks, and my most distinguished consideration.

L. Pasteur

51 *Thuillier to Maucuer*

Paris, December 31, 1882

Dear Sir,

I have just received your manuscript. I am returning it to you, with a great number of alterations. I beg your pardon, but we people from the North consider excessive praise (though it may be appropriate if you wish) as insulting. The subject would be hard put to live up to your description. Moreover, we have enough to do without trying to idealize ourselves. I would allow you to utter certain of the suppressed passages at my grave, but never while I am living. And one's jealous colleagues (who does not have them?) would have a good laugh, especially if they knew that I had seen it before it was read. There would not be a well deep enough to throw myself in. I therefore give my permission, indeed. I insist that you change those parts which

vous y révélez de grands talents de conférencier. Vous savez lancer et conduire une période à effet. J'en serais fort en peine.

Pardonnez moi encore une fois mes coupures; présentez mes respects au copiste et croyez moi,

bien à vous

L. Thuillier

Quant à vos idées sur les parentés du rouget et da la fièvre typhoïde humaine, attendez un peu pour les publier. Si elle existe je vous promets de vous le faire savoir en temps utile pour que vous gardiez la paternité de vos observations.

L. T.

52   *Pasteur à Maucuer*

Paris, le 9 janvier 1883

Cher Monsieur Maucuer,

Depuis quinze jours je suis occupé uniquement à répondre au Dr. Koch. Je viens d'achever seulement aujourd'hui et, sans tarder, je viens vous adresser, ainsi qu'à Madame Maucuer, mes souhaits de nouvel an et profiter de cette occasion pour vous renouveler mes remerciements de votre bonne et gracieuse hospitalité du mois de novembre. Les allées et venues du jour de l'an ont sans doute occasionné à Mme Maucuer ce malaise qu'elle a signalé à M. Thuillier, à la fin d'une de vos lettres. Votre aimable femme est très forte et doit chasser ces vilains pressentiments qu'elle exprime sur son état de santé et dont nous ne voulons rien accepter comme vrai. Ménagez-vous seulement, chère Madame, et prenez à l'entrée de l'hiver qui devient rigoureux, ce semble, des précautions contre le froid.

Monsieur Thuillier, lui aussi, se croit trop vaillant. Personne ne doit se croire en état de tout braver quand il s'agit de la santé. Bref, il a été passer près de ses parents les congés du jour de l'an et il y est encore retenu présentement par une indisposition mal caractérisée. Pourvu que ce ne soit pas la fièvre typhoïde toujours régnante à Paris, mais heureusement toujours bénigne!

I have hastily marked, but not the meaning. This manuscript does please me, for you demonstrate great talents as a speaker. You know how to throw out and develop a sentence effectively. I could not do it.

Forgive me again for my deletions. Give my respects to the copist, and believe me,

I am yours,

L. Thuillier

Concerning your thoughts on the relationship of swine fever to typhoid fever in humans, wait a little before publishing them. If there is any, I promise to let you know in time so that you will receive full credit for your observations.

L. T.

52 *Pasteur to Maucuer*

Paris, January 9, 1883

Dear M. Maucuer,

For the last two weeks I have been devoting all my time to answering Dr. Koch. I finished only today, and without further delay I am sending to you, as well as to Mme Maucuer, my New Year's wishes and am taking this opportunity to thank you again for your good and gracious hospitality during the month of November. The New Year's activities have probably given rise to Mme Maucuer's trouble that she mentioned to M. Thuillier at the end of one of your letters. Your kind wife is very strong and must forget the foreboding that she expresses about her health, and which we are unable to accept as true. Take care of yourself, dear Madame, and take precautions against cold at the beginning of winter—which is becoming severe, so it seems.

M. Thuillier is also overly sure of his fitness. No one should believe that he can resist everything, when health is involved. Anyway, Thuillier went to the New Year holiday with his parents, and he is still detained there with an undiagnosed illness. I hope it is not typhoid fever, which is still raging in Paris but is, fortunately, benign!

Cher Monsieur, votre lettre datée du 7 janvier et qui nous signale un porc mort, inoculé le 17 novembre et appartenant à Roux de St. Restitut, votre lettre dis-je manque d'une indication. Vous savez qu'il y a plusieurs Roux. Lequel des trois, Ferdinand, Louis, Philippe? J'ai besoin d'avoir ce renseignement pour compléter mes notes à l'égard de ce porc.

Veuillez agréer, cher Monsieur, mes voeux les plus empressés et les plus sincères pour vous, pour votre fils et faire agréer à Madame Maucuer mes affectueux et respectueux hommages. Joignez-y mes remerciements pour la magnifique dinde, en renouvelant ceux de Mme Pasteur, fort sensible à ce souvenir de Madame Maucuer.

L. Pasteur

Ma réponse à Koch paraîtra de samedi prochain en huit dans *la Revue Scientifique*. Je vous enverrai un exemplaire. Il y est traité suivant ses mérites.

Extrait de mon registre
Le 17 nov. on a inoculé
  Truie, etc . . . (Vigouroux)
    4 porcs, etc . . . (Soulié)
    3 porcs de 2 ½ mois de M. Roux, Ferdinand, de St. Restitut
    1 porc de 6 mois
    1 truie de 1 à 2 ans
    2 porcs de 4 à 6 mois de Roux (Louis) etc . . .
  Quel est celui de ces porcs mort du rouget le 7 janvier? Il y a également un Roux, Philippe mais d'un autre jour.

53   *Pasteur à Thuillier*

Paris, le 23 janvier 1883.
Mon cher Thuillier,
  Je trouve beaucoup de lettres arrivées à votre adresse qu'on a eu le tort de ne pas vous réexpédier à Amiens. Il peut y en avoir d'urgentes. Je ne suis pas le coupable. Elles ne m'ont point passé sous les yeux et on ne me les avait pas signalées.

My dear sir, your letter dated January 7, which mentions a dead hog from St. Restitut, inoculated on November 17, and belonging to a Roux—your letter, I say, lacks a bit of information. You know that there are several Roux. Which of the three, Ferdinand, Louis, or Philippe? I need this information to complete my notes on this hog.

Please receive, dear Sir, my very best and sincere wishes for you and your son, and convey to Mme Maucuer our affection and respectful regards. Thank her for the wonderful turkey. Mme Pasteur also greatly appreciated this remembrance from Mme Maucuer and sends her thanks with mine.

L. Pasteur

My answer to Koch will be published a week from Saturday in *La Revue Scientifique*. I shall send you a copy. He gets what he deserves!

Copy of my records

On November 17 we inoculated:

Sow, etc. . . . (Vigouroux)

4 swine, etc. . . . (Soulié)

3 swine of 2½ months of M. Roux, Ferdinand, from St. Restitut

1 swine of 6 months

1 sow of 1 to 2 years

2 swine of 4 to 6 months of Roux (Louis), etc. . . .

Which one of the pigs died on January 7 from swine fever? There is also a Roux, Philippe, but on another day.

53 *Pasteur to Thuillier*

Paris, January 23, 1883

My dear Thuillier,

I have found many letters addressed to you that should have been forwarded to you at Amiens. It is possible that some are urgent. It is not my fault because I did not see them, and no one mentioned them to me.

Je crois que vous feriez grand plaisir à Mr. et à Mme Maucuer en leur donnant des nouvelles de votre santé.

Priez également Mme votre mère de nous en donner à nousmêmes. De nouveau je vous invite à ne pas vous préoccuper et à vous reposer le temps nécessaire à un rétablissement complet de votre indisposition. Nous allons tous bien et il n'y a ici rien de bien nouveau.

Je vous adresse un exemplaire de la *Revue* de Samedi où a paru ma réponse à Koch.

Mille bonnes amitiés et souhaits de bonne santé.

L. Pasteur

54   *Pasteur à Thuillier*

Paris, le 30 janvier 1883.

Mon cher Thuillier,

J'ai reçu votre lettre avec grand plaisir. Un certain mystère planait sur votre sort. Madame votre mère m'avait rassuré par un mot précis au sujet de votre mal. C'est donc avec grand plaisir que j'ai revu votre écriture.

Votre absence se prolongeant, j'ai, après ma réponse à Koch achevée, repris le rouget; mais les sangs de Bollène ne cultivent pas. Le bouillon ne doit pas convenir. Heureusement cependant un lapin que j'ai inoculé le 22 par sang porc Béranger* est mourant. Espérons que c'est du rouget et du sang inoculé.

Où en étiez-vous au moment de votre départ?

J'ai donné 2 repas à 2 porcs (un blanc, un noir) avec intestins et rates de fièvre typhoïde humaine. Rien encore d'apparent. Ils ont très bien mangé ces saletés.

Le microbe en 8** du lapin mort dont vous a parlé Roux n'est pas du tout le Lebrun, ni un autre connu. Il est nouveau. En quelques heures il amène la mort du lapin. J'ai acheté un vieux

* M. Béranger, vraisemblablement un fermier.
** Microbe en forme de "8."

I think you would please M. and Mme Maucuer greatly by sending them news of your health.

Please ask your mother to do the same for us, also. Again, I urge you not to worry and to rest until you recover completely from your ailment. We are all fine, and there is nothing new here.

I enclose a copy of the *Revue* for Saturday, in which my answer to Koch was published.

A thousand friendly regards and best wishes for your good health.

L. Pasteur

54 *Pasteur to Thuillier*

Paris, January 30, 1883

My dear Thuillier,

I received your letter with great pleasure. A certain mystery surrounded your fate. Your mother had sent a detailed letter reassuring me about your illness. It is with great pleasure, therefore, that I have seen your handwriting again.

Your absence continuing, I got back to work on the swine fever after finishing my answer to Koch; but the bloods from Bollène do not produce a culture. The broth must not be right. Fortunately, however, a rabbit that I inoculated on the 22nd with swine blood from Béranger* is dying. Let us hope that it is from swine fever and is related to the inoculated blood.

At what point were you when you left?

I gave to 2 swine (a white one, a black one) 2 meals of intestines and spleens from humans with typhoid fever. Nothing is apparent at the moment. They take to these foul things very readily.

The "8" microbe** of the dead rabbit that Roux mentioned to you is not the Lebrun, or any other known species. It is new.

* M. Béranger, probably a farmer.
** Microbe having the shape of the figure "8."

cheval de réforme des Munitions. Il est inoculé par du sang d'un lapin mort par le microbe. Attendons.

Mille bonnes amitiés.

L. Pasteur

Pas de lettre nouvelle de M. Maucuer.

55 *Pasteur à Thuillier*

Arbois, le 7 avril 1883.

Mon cher Thuillier,

Vous trouverez quelques tubes de sang de lapin (Lebrun) dans mon tiroir (tiroir qui est proche de la bouche de chaleur). Les tubes de sang, fermés à leurs extrémités se trouvent dans des tubes à essai. Faites, en veau, une culture et envoyez-la à tout hasard pour l'inoculation de la seconde aile *et puisque cela va si bien*. Ne détrompez pas votre ami qui pourrait ne plus bien observer, et, qui sait si, à la rigueur, leur épidémie n'a pas été arrêtée. Je vous abandonne la poule à la tête, noire déjà par l'intensité du mal et guérie.

La première inoculation par culture sang lapin n° 5 aux 7 porcs de la 2ème. arrivée est du 1er. avril. C'est encore trop tôt pour passer à l'inoculation d'un n° 3. Ne vous occupez présentement que des porcs du 3ème. envoi arrivé le 5 avril.

N'oubliez pas un nouveau *à baigner et son témoin*, par sang virulent de pigeon. Dites-moi ce que vous aurez fait et les grandes lignes des résultats pour que je me tienne à jour.

J'ai reçu de nouvelles lettres pressantes sur le rouget qui commence à paraître sur divers points.

Bonne santé et bonnes amitiés.

L. Pasteur

It causes the rabbit's death in a few hours. I bought an old worn-out horse from the Ammunitions Department. It has been inoculated with blood of the rabbit that died of the microbe. We must wait.

A thousand friendly regards,

L. Pasteur

No new letter from M. Maucuer.

55 *Pasteur to Thuillier*

Arbois, April 7, 1883

My dear Thuillier,

You will find some tubes of rabbit blood (Lebrun) in my drawer (the one near the heat pipe). The blood tubes, sealed at their ends, are inserted in the test tubes. Prepare a culture in calf and send it without fail for the inoculation of the second wing *since everything is going so well*. Do not correct your friend, who would not be able to make any more proper observations; who knows if, strictly speaking, their epidemic has not been controlled. I leave you the hen with the head black because of the intensity of the disease and healed.

The first inoculation of 7 swine with the 2nd shipment, using culture of rabbit No. 5's blood, was performed on April 1. It is still too early to proceed to the inoculation using a No. 3. At present you should concern yourself only with the swine of the 3rd shipment that arrived on April 5.

Do not forget *to bathe a new animal as well as his control* in virulent pigeon's blood. Let me know what you have done and the gist of your results so that I may be kept up-to-date.

I have received new and urgent letters concerning swine fever, which is beginning to appear in different places.

Good health and friendly regards,

L. Pasteur

Arbois, 19 juillet 1883.

Mon cher Thuillier,

Je viens de recevoir la lettre ci-jointe au sujet de votre frère. Ce n'est pas ce que nous attendions et je le regrette vivement pour vous et pour lui. Il semble cependant qu'il y ait bon vouloir. Que M. votre cousin qui est à la source des informations vous avertisse toujours des vacances favorables.

Roux m'écrit que vous ne savez rien de la mission du choléra.

Hier, j'ai écrit à M. Wurtz* qui est président du Comité consultatif afin de lui demander où en est l'affaire. Vous aurez insisté sur l'emploi exclusif de poulets jeunes pour comparer les vaccinés.

Ci-joint également une lettre de M. Le Berre** à Loir.*** Je vous prie d'y répondre. Avez-vous envoyé du 1er. vaccin du rouget dans la Charente. Parlez-moi de cette affaire. Il serait urgent, au cas surtout où vous quitteriez Paris pour deux mois, que vous fassiez un résumé relatif à tous les faits du rouget. Ce résumé étant préparé, il resterait à décider si nous devons publier une 2ème. note ou conserver ce résumé en portefeuille pour attendre les faits qui se produiront sur les porcs du Vaucluse, de Roquebert, de Lannion. Quel est votre avis? Une note publiée avant la connaissance de ces résultats permettrait de prendre date pour le fait des changements qu'apporte dans le virus le passage par lapins et pigeons et la note ne ferait qu'annoncer l'existence en divers lieux de vaccinés; également les faits d'Alfort et autres qui prouvent la résistance des vaccinés aux causes de contagion par cohabitation avec des malades de maladies mortelles. Bref, elle établirait l'existence certaine des effets de la vaccination. La note dirait que la difficulté des cultures abondantes du microbe, provenant du sang donné, a empêché d'utiliser le mode ordinaire de préparation des vaccins par l'oxygène de l'air, mais que heureuse-

---

* Charles Wurtz (1817–1884), professeur de chimie organique à la Faculté des Sciences de Paris, président du Comité Consultatif d'Hygiène.
** M. Le Berre, vétérinaire dans le département des Côtes-du-Nord.
*** Adrien Loir, neveu de Pasteur.

Arbois, July 19, 1883

My dear Thuillier,

I just received the enclosed letter concerning your brother. This is not what we were expecting, and I regret it deeply for you and for him. It seems, however, that there is good will. See that your cousin, who gave you the information, keeps you informed about interesting vacancies.

Roux writes to me that you do not know anything about the cholera mission.

Yesterday I wrote to M. Wurtz,* who is chairman of the Consultant Committee, to ask him about the matter. You have insisted on the exclusive use of young chickens to compare the vaccinated group.

Also enclosed is a letter from M. Le Berre** to Loir.*** I would like for you to answer it. Have you sent the 1st swine fever vaccine to Charente? Let me know the status of this matter. It would be urgent, especially if you should leave Paris for two months, that you prepare a summary of all the facts concerning swine fever. When this summary has been prepared, it must be decided whether we should publish a 2nd note or hold this summary in our files until we know what happens to the swine in Vaucluse, of Roquebert, and in Lannion. What is your feeling? A note published before knowing these results would allow us to date the fact of the changes produced in the virus by passage through rabbits and pigeons, and the publication would announce merely the existence of vaccinated animals in different areas; also the results at Alfort and elsewhere demonstrating the resistance of vaccinates to causes of infection through contact with sick subjects showing signs of fatal disease. In short, it would establish with certainty that the vaccination has effects. The note would state that the difficulty of the many cultures

---

* Charles Wurtz (1817–1884), professor of organic chemistry, Paris Faculty of Sciences, and chairman of Consultant Committee on Hygiene.
** M. Le Berre, veterinarian in the department of Côtes-du-Nord.
*** Adrien Loir, a nephew of Pasteur.

ment on a reconnu la culture facile du microbe et son atténuation après passage à travers les lapins.

Il faudrait dire un mot de la question des races. Sur notre résumé complet des faits, j'établirais une note signalant ceux qui sont utiles à produire présentement, ceux qu'on peut considérer comme acquis et sûrs; je retiendrais les autres pour points de départ d'études à achever plus tard. Une lettre de Mme Maucuer à Loir dit que les porcs vont bien; mais elle ne signale rien sur les non-vaccinés. Jusqu'ici donc rien encore de probant sur le Vaucluse. C'est déjà beaucoup que les faits Moulins ne se soient pas reproduits.

Tout en désirant votre départ pour l'Egypte, car je n'ai aucune crainte que vous ne sachiez pas vous garantir de tout danger, si vous voulez bien suivre la lettre et l'esprit des prescriptions que je vous ai laissées, je serai fort ennuyé de vous voir partir ainsi que Roux, vous à cause du rouget, Roux à cause de la rage. Dites à Roux de bien instruire Eugène* au sujet de la trépanation des lapins et de l'extraction du cerveau des lapins rabiques, afin que la série des lapins ne soit pas interrompue. Roux me dit qu'il est indisposé depuis 3 jours. S'il est empêché veuillez, à sa place, inoculer avec un des bulbes des lapins du 15ème. passage *le lapin au sang* qui a été malade, qui roulait en sautant et qui s'est guéri. C'est une des expériences auxquelles nous devons le plus tenir par la grande importance qu'elle aurait si ce lapin avait réellement pris la rage et qu'il soit aujourd'hui réfractaire.

Il est très à souhaiter également que Roux inocule dans la veine la chienne de Montmartre ramenée au laboratoire avec son jeune petit où ils resteront.

Bonjour et bonnes amitiés.

L. Pasteur

* Eugène Viala, garçon de laboratoire de Pasteur.

of the microbe originating from the administered blood has prevented us from using the usual way of preparing vaccine in oxygen of air, but would add fortunately that the culture of the microbe and its attenuation by passage through rabbits could be easily achieved.

A word should be said on the question of breeds. In our detailed summary of the facts, I will draw up a note mentioning those which are now useful to produce, those which can be considered as sure and safe; I will retain the others as points of departure in studies to be completed later. A letter from Mme Maucuer to Loir tells me that the swine are fine, but she does not mention anything about the unvaccinated ones. Up to now, then, nothing conclusive in Vaucluse. It is already progress that what happened at Moulins did not occur again.

Though desiring that you depart for Egypt (because I am confident that you know how to protect yourself from all danger, if you will but follow exactly both the letter and spirit of the instructions I have given you), I will be rather annoyed to see you and Roux leave—you because of the swine fever, Roux because of the rabies. Tell Roux to instruct Eugène* carefully as to the trepanation of the rabbits and the extraction of brains from rabid rabbits, so that the rabbit series will not be interrupted. Roux tells me that he has not been well for the last 3 days. If he is unable to do it, could you please inoculate [probably with brain bulbs—(ed.)] *the rabbit*, [previously] *injected with blood*, that was sick and which rolled when hopping and which finally recovered, using one of the brain bulbs of the rabbits of the 15th passage. It is one of the experiments to which we must pay the greatest attention because of the great importance it could have if the rabbit really had contracted rabies and is resistant to it today.

It is also to be hoped that Roux will inoculate intravenously the dog that was brought from Montmartre with her young pup to the laboratory where they will stay.

Good day and friendly regards,

L. Pasteur

* Eugène Viala, one of Pasteur's technicians.

Arbois, le 23 juillet 1883.

Mon cher Thuillier,

Lisez la lettre ci-jointe à M. Le Provost de Launay et celles de Savidani, faites jeter à la poste celle de M. le député et placez autour d'eux le carton du rouget.

J'ai reçu de M. Wurtz une lettre dans laquelle il me dit: "nos quatre missionnaires sont nommés; mais le ministère n'a pu trouver dans son escarcelle que 10 mille frs. Je vais prier le Ministre de déposer un petit projet de loi pour avoir tout l'argent nécessaire."

Loir peut-il expédier d'ici le vaccin du rouget que vous lui avez remis après culture, le 1er. d'abord, le 2ème. ensuite? Avez-vous des nouvelles de la manière dont il s'est comporté dans la Charente? Vous ne m'en dites rien. M. votre cousin des finances a cent fois raison. Ce qui importe c'est que votre frère entre dans la carrière. Plus tard il changera de résidence. Qu'il accepte donc le meilleur poste qui se présentera où que ce soit. On est bien disposé. Profitez-en.

Mille bonnes amitiés.

L. Pasteur

Ci-jointe note à conserver et à lire à vos co-missionnaires, de M. Brown-Sequard.*

P.S. Remerciez bien Roux de ses notes sur la rage et faites-lui mes amitiés, et souhaits de bonne santé. J'espère qu'il est remis de son indisposition.

Je reçois une demande de rouget pour la Dordogne. Je réponds qu'on suive d'abord les épreuves dans la Charente.

---

* Brown-Sequard (Charles Edouard), physiologiste et membre de l'Académie des Sciences, qui succéda à Claude Bernard dans la chaire de physiologie expérimentale du Collège de France.

Mon Cher Roux,

Je vous engage à inoculer le 2ème. lapin au sang, le frère de celui qui a roulé en marchant et que vous avez déjà trépané de

Arbois, July 23, 1883

My dear Thuillier,

Read the letter addressed to M. Le Provost de Launay and those from Savidan enclosed herewith; please mail the one to the deputy and put the others in the swine fever file.

I received a letter from M. Wurtz in which he says: "Four commission members have been appointed, but the ministry has found only 10 thousand francs in its coffers. I will ask the minister to pass a law in order to get all the money needed."

Can Loir send from here the swine fever vaccine that you gave to him after the culture, beginning with the 1st and followed by the 2nd: Do you have any information on the effect it had in Charente? You do not mention this. Your cousin in the finance department is a hundred times right. What matters is that your brother start in this career. Later he will change towns. Tell him to accept the best job that is offered wherever it may be. They have good intentions. Take advantage of it.

A thousand friendly regards,

L. Pasteur

Enclosed here is a note from M. Brown-Sequard* to save and read to your commission members.

P.S. Thanks a lot to Roux for his notes on rabies, and give him my friendly regards and wishes for good health. I hope he has recovered from his ailment.

I have received a request for swine fever vaccine from Dordogne. I am replying that the trials in the Charente must first be followed up.

* Edouard Charles Brown-Sequard, a physiologist and a member of the Academy of Science, who succeeded Claude Bernard in the chair of experimental physiology at the Collège de France.

My dear Roux,

I would like for you to inoculate [probably with brain bulbs— (*ed.*)] the 2nd rabbit, [previously] injected with blood, the

nouveau. Quoiqu'il n'ait rien éprouvé d'apparent, ce frère de l'autre, il sera intéressant de savoir ce qui lui adviendra.

Vous êtes assez sûr de vous dans les trépanations pour éprouver, outre la chienne, revenue de Montmartre, son petit chien. J'ai tant de hâte de savoir ce qui lui adviendra! Si vous devez partir dans les 10 jours vous chargerez Eugène et surtout Chamberland de suivre ces deux animaux avec un soin extrême et*... de les nourrir et veiller à eux comme à la prunelle de ses yeux. Cependant je ne veux pas vous contrarier et vous laisse libre, tout en vous exprimant mon désir, si vous avez quelque objection à ma manière de voir.

Bien à vous.

L. P.

* Un mot illisible.

58 *Pasteur à Thuillier*

Arbois, 6 août 1883.

Mon cher Thuillier,

Il me semble que ce qui est arrivé à Mr. Roquebert, c'est à dire la mort des 3 vaccinés par le 1er. vaccin, ressemble à ce qui a eu lieu à Lannion dans les vaccinations Loir-Le Berre. A Lannion cependant il y a eu mort chez quelques porcs par le 2ème. vaccin. Cependant il se peut que dans ces cas la mort malgré les apparences, ait pu provenir du *rouget* spontané puisque le 1er. vaccin ne donne pas l'innocuité.

On verra à interpréter mieux les faits quand on aura les résultats de Savidan et de la Charente et de Mr. Roquebert.

Je ne publierai rien sur le rouget, rien sur la rage, à moins de circonstances imprévues avant votre retour d'Egypte.

J'ai bien du regret de ne pas vous voir ici avant votre départ.

Combien, dans notre petite colonie nous faisons ici, Madame

brother of the one that rolled while walking and that you have already trepanned again. Though nothing was apparent in this brother of the other, it would be interesting to know what would happen to him.

You are expert enough in the trepanations so that in addition to the bitch from Montmartre you can experiment on her pup. I am so anxious to know what happens! If you have to leave within the next 10 days, would you ask Eugène and especially Chamberland to observe these two animals with extreme care and . . .* to feed and care for them like the apple of his eye. However, I do not want to bother you, and while expressing my wish, I permit you to do what you want, if you have any objection to my way of thinking.

Yours,

L. P.

* Illegible.

58 *Pasteur to Thuillier*

Arbois, August 6, 1883

My dear Thuillier,

It seems to me that what happened to M. Roquebert—that is, the death of the 3 vaccinates with the 1st vaccine—appears to be similar to what happened in Lannion with the Loir-Le Berre vaccinations. In Lannion, however, some swine died following the 2nd vaccine. However, since the 1st vaccine does not give immunity, it is possible that in these cases, despite appearances, death was caused by a spontaneous *swine fever*.

The facts will be re-evaluated when we get the results from Savidan, from Charente, and from M. Roquebert.

I shall not publish anything on swine fever or on rabies prior to your return from Egypt, unless there are unexpected circumstances.

I very much regret not seeing you before your departure. We

Pasteur et nos enfants, de voeux pour vous et vos trois compagnons.

Bien à vous.

L. Pasteur

Je n'oublierai pas votre frère. Qu'il me tienne toujours au courant de sa situation et des faits qui le concernent.

59 *Pasteur à Maucuer*

Arbois (Jura), le 22 septembre 1883

Cher Monsieur Maucuer,

Vous qui avez été le témoin de son courage et de sa valeur personnelle mieux que d'autres vous comprenez l'immense perte de la Science et du pays et quelle doit être ma douleur. J'avais pour lui tant d'estime et d'affection! J'aurais été si heureux de demander la croix pour lui!

Sa mort a été glorieuse, héroïque.

Que ce soit notre consolation. Mes respects à Mme Maucuer, je vous prie et à vous mes meilleurs souvenirs.

L. Pasteur

Etes-vous toujours satisfait de vos résultats?

60 *Pasteur à Maucuer*

Arbois (Jura), le 25 sept. 1883

Cher Monsieur Maucuer,

Cet entrefilet du journal que vous nous envoyez, relatif à un homme mis en danger par une coupure infectée du rouget correspond-il donc à une réalité? Informez-vous. Ce serait fort curieux si cela était vrai. Il serait bon de faire une enquête à ce sujet.

Je serai heureux de recevoir l'adresse que vous m'annoncez.

Hélas! pourquoi ce cher et vaillant Thuillier ne peut-il s'as-

here in our little colony, Mme Pasteur and our children, wish you and your three companions the best of luck.

Yours,

L. Pasteur

I will not forget your brother. Tell him always to keep me informed about his situation and how he is getting along.

59 *Pasteur to Maucuer*

Arbois (Jura), September 22, 1883

Dear M. Maucuer,

You, who were a witness to his courage and his personal value, will understand better than others the immense loss to Science and the country, and the extent of my grief. I felt such esteem and affection for him! I would have been glad to ask for the Legion of Honor for him!

His death was glorious, heroic. Let this be our consolation. My respects to Mme. Maucuer, I beg, and to you my best remembrances.

L. Pasteur

Are you satisfied with your results?

60 *Pasteur to Maucuer*

Arbois (Jura), September 25, 1883

Dear M. Maucuer,

This newspaper clipping that you sent us, concerning a man whose health is endangered by a cut infected with swine fever, is this a fact? Find out about this. If true, it would be odd. It would be advisable to look into this matter.

I would be happy to receive the address that you mentioned.

Alas! Why could not the dear and courageous Thuillier share in the happiness of the success that you foresee.

socier à la joie du succès que vous avez sous les yeux.

Le croiriez-vous? Ce matin une lettre de M. Straus, *écrite le 18* me dit: nous allons tous bien, et la dépêche de la mort de M. Roux est *du 19* à 7 h. du matin. Le cas a-t-il été assez foudroyant? Du reste, pas encore d'autres nouvelles sur la journée du 18 qui a suivi la lettre Straus. Je ne puis tarder de les recevoir.

Bonjour et bonne santé

L. Pasteur

61 *Pasteur à Madame Maucuer*

Paris, le 26 juin 1887

Chère Madame,

C'est moi qui veux vous remercier de vos belles et bonnes cerises.

Blondes ou noires, elles sont également excellentes et font honneur à Vaucluse. Ce soir nous en régalerons M. Chamberland.

Mais voilà qu'un souvenir bien triste se présente à mon esprit en vous adressant les quelques lignes et en revoyant Bollène et votre demeure par la pensée. Je songe à ce pauvre Thuillier et à notre séjour auprès de vous et de votre mari bon et dévoué. Ce cher jeune homme de tant d'avenir, si laborieux, que nous aimions comme un fils et que la science embrasait d'un feu intérieur si pur et si désintéressé!

Présentez, je vous prie, chère Madame, mes affectueux compliments à M. Maucuer et agréez vous-même l'assurance de mon respect.

L. Pasteur

Would you believe it? This morning a letter from M. Straus, *written on the 18th*, tells me: We are all right, and the cable announcing the death, sent by M. Roux, is dated *the 19th* at 7 a.m. Didn't the disease strike like lightning? In addition, there is still no other news on the day of the 18th, following Straus's letter. I should receive it before long.

Good day and good health.

L. Pasteur

61 *Pasteur to Madame Maucuer*

Paris, June 26, 1887

Dear Madame,

I want to thank you for the fine cherries.

Yellow or black, they are equally excellent and do credit to Vaucluse. This evening we will regale M. Chamberland with them.

Sad memories are in my heart as I write these lines to you, and as I see in my mind's eye Bollène and your house again. I think of poor Thuillier, and of our stay with you and your good and devoted husband. This beloved young man, with such a future, so hardworking, whom we loved like a son, and in whom science had ignited such a pure and noble inner fire!

I beg you to give, dear Madame, my fond compliments to M. Maucuer, and to receive yourself the assurance of my respect.

L. Pasteur

Index

Index

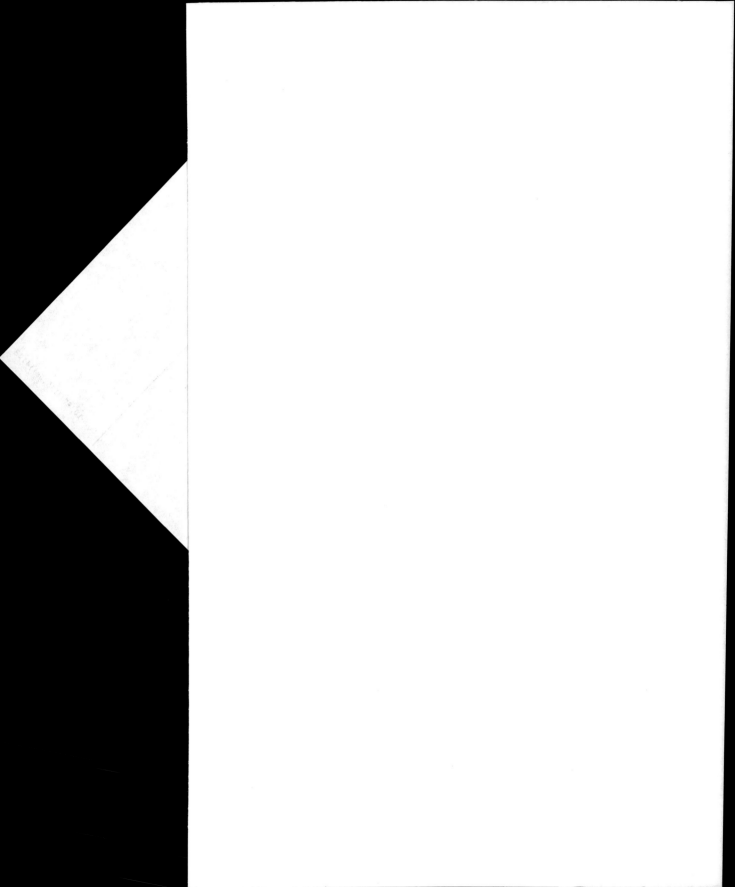